京大人気講義シリーズ

健康科学

知っておきたい予防医学

津田謹輔 著

丸善株式会社

はじめに

京大人気講義シリーズに、「健康科学」がノミネートされました。

私が、医学部から総合人間学部に移って一〇年になります。総合人間学部というのは教養部が改組になって生まれた学部です。私は学部誕生の一年前に医学から移ってきたわけですが、この学部に移って初めて、教養科目、今は全学共通科目と呼ばれている授業を担当することになりました。講義は一～二回生が圧倒的に多いのですが、なかには上級生や院生の方も聞きに来られます。そして学生さんはすべての学部にわたり、医学や生物について予備知識が全くない人から、ある程度ある人まで様々です。それまでは医学部で患者さんを診療したり、医学部の学生さんが相手でした。二〇歳前後の元気いっぱいの学生さんに、一体何を伝えようかと考えました。そしていくつかの基本方針をたて、講義を進めてきました。

① 予防医学の知識

今まで、病気は早期発見・早期治療が大切であると考えられてきました。そして、それはそれで大きな成果を収めてきましたが、限界にきているように思います。これからは病気の予防がより大切になってきます。病気の予防には、食事と運動が重要であること、そしてそれも若い頃からの生活習慣が、年をとってから役立つことを伝えたいと考えました。医療現場では「患者教育」あるいは「療養指導」を行っています。これからは病気予防の「健康教育」をやってみよう。これが健康科学の一つの柱です。

② 考えるための材料提供

この頃は、医学にかぎらず、科学の最先端の研究成果がすぐにマスコミで取り上げられるようになりました。たとえば、ゲノム解読が終わったとか、ヒト胚性幹細胞（ＥＳ細胞）の研究が日本でも認められたといった記事がどんどん報道されます。ゲノムって何？　ＥＳ細胞って何？　新聞やマスコミで取り上げられる記事を理解し、考えるための材料を提供することもこの講義の柱です。その他サリン、狂牛病、ダイオキシンなど時々の話題も講義でふれるようにしました。しかしすべてのテーマについてはこの本では書ききれませんでした。

③ 医者だけにまかせられないこと

生老病死という言葉がありますが、生まれること、死ぬことも昔に比べると随分複雑になってきました。

脳死は法律上一応決着し、脳死の方からの臓器移植が行われるようになっています。クローン人間が生まれそうだとの報道もありました。不妊治療や借り腹といったことも話題になってきました。

これらは、医者の世界だけにまかせておけない問題で、国民一人ひとりが自分の考えをもっておかないといけないように思います。これらの問題を考えるきっかけをつくることも講義の柱です。

最近PUSという言葉が使われ始めました。Public Understanding of Scienceの略で、一般人の科学理解とでも訳せばいいでしょうか。現代科学論の領域で注目されている考え方です。医療の場でも治療方針の決定に患者さんが加わるという考え方が定着してきました。そのときには患者さん側にも一定の正しい知識情報がなくてはなりません。少しでもそのような役割をはたせたらと思っています。

④ 身近な話題

アルコール、タバコ、ダイエットなど若い方々が身近に感じるテーマも講義に取り込みました。

このような考えで進めてきた講義をまとめてみる機会が与えられました。講義でとりあげたテーマをすべてとりこむことはできませんでしたが、読まれる方に、講義の一端が伝わり健康について考えてみるきっかけになれば幸いです。

さあ、どのような本にできあがったか。お読みいただいた方のご批判をあおぎたいと思います。

二〇〇四年八月

津田　謹輔

目次

第1章　日本人の死因とその変遷

平均寿命

日本人の平均寿命は、平成一三年の統計で男性七八・一歳、女性八四・九歳で世界一です。大変喜ばしいことです。しかし七〇歳の男性はあと八年、八〇歳の女性はあと四年しか生きられないのでしょうか。そんなことはありません。七〇歳の男性なら平均あと一四年、八〇歳の女性ならあと一〇年生きていられるのです。これはどういうことでしょうか。

はじめに平均寿命とは何かを考えてみましょう。ある年齢の人が、平均してあと何年生きていられるかを示す生命表があります。これは年齢ごとに作られており、その年齢の平均余命といいます。そのなかで〇歳の平均余命をとくに平均寿命と呼んでいるのです。先ほどの例でいえば、七〇歳男性の平均余命は一四年、八〇歳女性では一〇年ということです。現代では男性の約半数、女性の約四人に三人は八〇歳まで生きる時代になっているのです。

では、その寿命は、どこまで延びるのでしょう。米国の民間人口研究所が、一流科学誌「ネイチャー」に発表した予測では、日本人の平均寿命は二〇五〇年には九〇歳をこえるといいます。

表1　平均寿命の変遷

縄文時代	15歳？	
奈良時代	22歳？	
江戸後期	28歳？	
1898（明31）（年）	（男）42（歳）	（女）44（歳）
1950（昭25）	59	62
1970（昭45）	69	74
1980（昭55）	73	78
1990（平２）	75	81
2000（平12）	77	84

では、昔の日本では、どうだったのか見てみましょう。発掘された骨などから縄文時代の平均寿命は一五歳くらいであったと想像されています。奈良時代、江戸時代の平均寿命は二〇歳代です。こう聞くと、みなさんの中には、平均寿命が一五歳でよく日本人が滅びなかったものだと思う人もおられるかもしれません。でも、よく考えてみて下さい。たとえば三人の子どもがいると仮定し、その子どもたちが、〇歳、五歳、四〇歳で死んだとしましょう。そうすると平均寿命は、一五歳ということになります。乳幼児死亡が多いと平均寿命は必然的に短くなるのです。

「戦前」というこの言葉も随分古めかしい言葉になってしまった気がしますが、昭和一〇年ごろの日本人の平均寿命は、男女とも五〇歳に達していませんでした。平均寿命は、昭和二〇年代

前半に五〇歳をこえ、三〇年代に六〇歳を、四〇年代後半には七〇歳を上回りました。つまり、この一〇〇年で、平均寿命は二倍になったのです。

日本は、世界中のどの国も経験したことのない早いスピードで、高齢化社会をむかえています。そしてもう一つの問題として少子化があげられます。少子高齢化は、日本の福祉や医療のうえで大きな問題となっているのです（表1）。

健康寿命

平均寿命が世界一といって、満足していてよいのでしょうか。自分の行きたいところへ自分の足で行き、自分のしたいことが最期までできる。そういう時間が、どれだけあるのでしょう。これからは寿命の長さだけでなく、質を問わねばなりません。そこで健康寿命という考え方が生まれたのです。健康寿命とは、活動的平均寿命のことを指します。一人で食事がとれ、一人で用便ができるといったように、日常生活が他人の助けを借りずに自立して行える期間のことです。仙台市で調査した結果では、平均一〜三年、人の力を借りる期間がありました。この期間をできるだけ短くすることが、重要な課題となってきます。介護なき長寿社会をめざさなければなりません。死ぬまで元気でいることは、大切なことです。ある先生はピンピンと働けるときは働き、最期は桜の花のようにパッと死ぬということで「ピン・ピン・パッ」と表現しています。

そのように、「ピン・ピン・パッ」とした人生を送るには、どうすればよいのでしょうか。たとえば、寝たきりになる大きな原因は、脳卒中と骨折です。脳卒中や骨折は、若いころから、生活習慣に気をつけることで、すべて防げるとはいえませんが、減らすことは可能だと考えられています。生活習慣病の予防は、この本の中心テーマの一つです。

男女不平等——女性が長生き

どの国をみても、女性は長生きです。一〇年ほど前に調べたときは、男性の平均寿命が女性より長い国は一つだけでした。それは、インドです。どうして、インドだけ女性より男性が長生きなのか不明ですが、最近の統計ではインドでもじょじょに男女差がなくなってきています。

とにかく一般にどこの国でも、女性は長生きだといえます。それは、なぜなのでしょうか。多くの原因が考えられますが、生物学的な性差（sex）が根底にあると思われます。もちろん、「男らしく女らしく」というような社会的な性差（gender）も無視できません。

よく言われることは、遺伝的に女性は長生きできるように作られているというものです。たしかに自己免疫といった一部の疾患を除くと、多くの疾患は男性の方がかかりやすいといえます。また、女性ホルモンが、長寿に有利であるという考え方もあります。女性ホルモンが、動脈硬化に抑制的に作用するというのです。たしかに閉経期をむかえると、女性ホルモンは減少し、コレ

ステロールが高くなり骨ももろくなってきます。

一方社会的な部分では、男性の方が多くのストレスを受けています。それは、今まで男性中心の社会だったからです。現在、女性の社会進出が進む中で、平均寿命にどのような変化が見られるかは、今後の推移をみる必要があります。

このように、女性が長生きという問題にもさまざまな考え方があります。

おばあさん仮説

多くの動物は、子どもを産むことができなくなると、まもなく寿命がつきますが、ヒトは違います。女性が閉経期をすぎても長生きするのは、ヒトに特有のものなのでしょうか。

長谷川真理子氏は、興味ある「おばあさん仮説」を紹介しています。これは、アメリカの一流雑誌に発表された論文です。執筆者のクリスティン・ホークスは人類学の立場でヒトとチンパンジーなどを比較しながら、次のように考察しています。生理が終わり子どもを産めなくなった後、ヒトの女性は自分の娘たちの子育てを援助します。そのためヒトは離乳期が早くなり、早く次の子どもを妊娠することができるというのです。おばあさんの智恵が役立つという考え方はよくわかりますが、これが遺伝子に組み込まれて伝えられるのかどうかはわかりません。そのような適応論的意味はなく、ただ単に寿命が延びただけ、すなわち閉経後の人生は「おまけの人生」とい

う考え方もあるようです。

少し脱線すると、昔話の多くは、「むかしむかしあるところに、おじいさんとおばあさんが住んでいました」で始まります。登場人物は子どもとおじいさん、おばあさんです。なぜおとうさん、おかあさんではないのでしょう。河合隼雄氏は、これは心理学的に、大きな意味が含まれていると言います。子どもはあちらの世界から来たところ、老人はあちらの世界に近づいている。青年壮年はこちらの世界で忙しい。子どもと老人は不思議に親近感があり、魂の導師としての役割があるというのです。お年よりのいる大家族とそうでない核家族ではこういう面でも違いがでてくるのでしょう。

親孝行が変わった

一昔前、子どもの数は今より多かったのです。親が亡くなり、末っ子の結婚式を長男がとりしきることは、まれではありませんでした。その当時の親の立場としては、末の子どもが成人に達するまで元気でいることが大きな望みでした。逆に、子どもの立場としての親孝行とは、定年退職した親に経済的援助をすることでした。比較的短い期間の、いわばポジティブな親孝行であったといえます。その後、各家庭にまかせられていた経済的援助は、年金により公的な援助にかわっていきました。

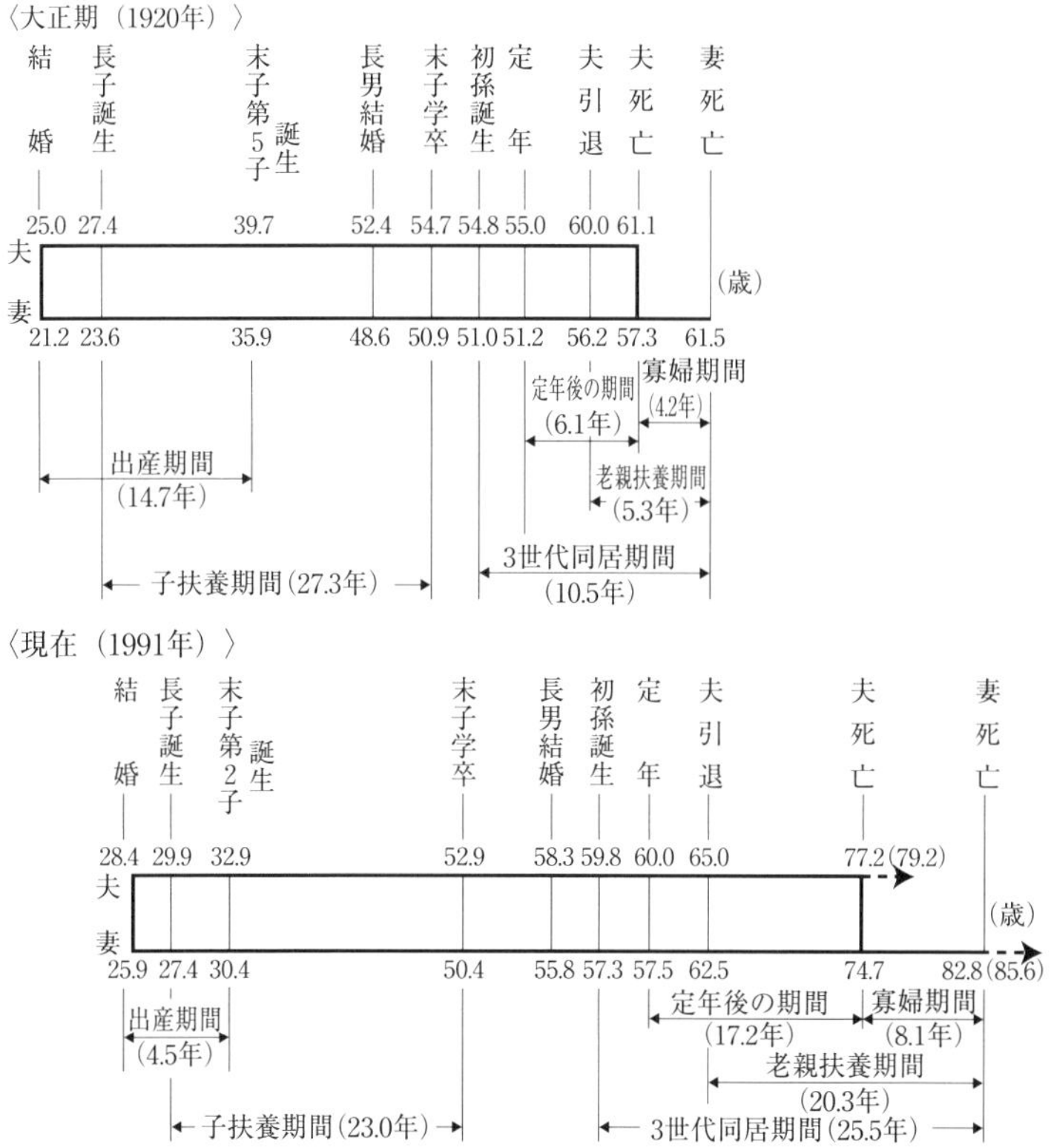

注1：大正期は大正9年前後のデータから作成。

注2：出生間隔はコーホート・データ、他はすべてクロス・セクション・データ。

図1　大正期と現在の結婚後の生涯

（岡本祐三『高齢者医療と福祉』岩波新書より）

現代の親はある程度預金もある上、年金制度も確立しているので、お金の面では不自由しない世代といえます。子どもの結婚式の費用を、親が負担するのもごく当たり前といった時代です。時代の変化により、一昔前の経済的な不安にかわって、大きな問題になってきたのは介護の問題です。寿命が延びたものの、痴呆、寝たきりなど日常生活で介護が必要な親が増えてきました。親孝行が、経済的な支えといった積極的なものではなく、身体的介護といった、いわばネガティブな性格のものになってきたのです。また、それが長期間にわたることもネガティブな要因といえます。このように、親孝行の中身は、大きくかわりました。

時代の流れの中で、年金の問題がそうであったように、介護も各家族の問題というレベルでは解決できなくなってきました。そうして始まったのが、今の介護制度なのです（図1）。

日本人の死因の変遷

人間は、必ず死にます。ヒトは、生まれたときから死に向かって歩いているのです。しかし若い人は、死ぬことなど考えたことがないかも知れません。ですが、第二次世界大戦末期のころは、学徒動員で大学生も戦争に駆り出され、特攻隊で死んでいった若者もたくさんいるのです。当時は、いやでも死について考えざるを得なかった時代です。この頃では若者の戦争の遺文集である『きけわだつみのこえ』といった本も店頭でみかけなくなりました。現代では病院で死をむかえるのが常です。家族に看取られず、延命機器につながれて亡くなられる方も少なくありません。最近では延命治療に対する反省があり、病院での最期のむかえ方もかわってきています。しかし病院で亡くなると、幼い孫は祖父母の死に立ちあわないことが普通になってくるようです。このように以前に比べると若者が、死について考える機会が減っています。しかし、死を考えることは、とても大切なことです。それは、どのように生きるかを考えることにつながるからです。

感染症から成人病へ

明治、大正から昭和初期まで、日本人の死因の多くは、結核を代表とする感染症でした。気管支炎や胃腸炎までもが死因となっていました。感染症は、いわば死ぬか治るかの病気です。患者にできることといえば、栄養のあるものを食べ安静にすることくらいで、医者まかせの医療の時代でした。その後、日本人の栄養状態や衛生環境の改善、そして抗生物質の発見により、感染症による死亡は減少しました。ただし、現在でも肺炎は、第四の死因です。それは、老人や乳幼児、あるいは重篤な病気をもつ人には、今なお感染症は命取りになるからです（図2）。

感染症にかわって増えてきたのが、かつて成人病といわれていた疾患です。具体的にいうと脳や心臓の動脈硬化症、悪性腫瘍で亡くなる人が増加してきました。

以前から脳卒中で亡くなる人は多かったのですが、昔は血管がやぶれる脳出血が原因でした。

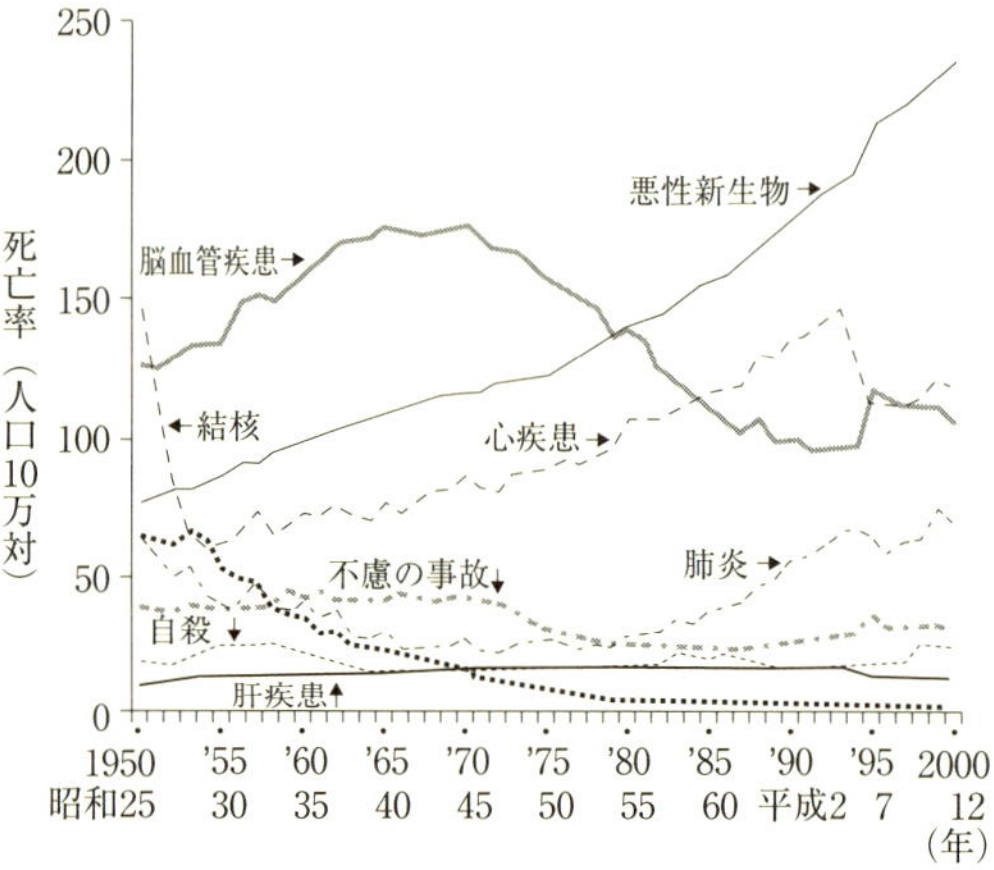

資料　厚生労働省「人口動態統計」

図２　主要死因別にみた死亡率（人口10万対）の年次推移

（「国民衛生の動向2002」より）

現代に多いのは、血管がつまる脳梗塞で、同じ脳卒中でも中身がちがいます。昔、脳出血が多かったのは、高血圧と、たんぱく質の摂取が少なかったためと考えられます。一方現代、脳梗塞が増えてきたのは、高血圧、糖尿病、高コレステロール血症、肥満などが増加してきたためです（この問題はあとで詳しく考えます）。これら成人病が感染症と異なるのは、完治することがないという点です。つまり、病気をもった生活が続くということです。そしてそこには、医者まかせではなく、患者本人が病気を理解し、病気とつきあう必要性があります。患者の立場から考えると、病気を治すのではなく、病気と付き合うということになります。これは大きな変化です。

成人病から生活習慣病へ

成人病という言葉は、一九五七年ごろから当時の厚生省が使用し、広く普及した言葉です。主要なものは、動脈硬化症（脳梗塞、心筋梗塞など）、悪性腫瘍、高血圧、糖尿病、骨の老化などです。これらは、中年に始まることが多いのです。成人病と名づけた背景には、これらの病気を早期発見・早期治療し老年者の健康対策とするもので、成人病検診がおこなわれ一定の成果を収めました。

その後も成人病は増えつづけています。そして、中年以降におこるとされていた成人病が、若者あるいは児童にもおこる時代をむかえました。従来なら成人病予備群でとどまっていた若者が、成人病の診断基準をこえるようになったのです。子どもの成人病というわけです。また早期発見・早期治療から一歩すすんで予防しなければ、成人病を減らせないことがわかってきました。そこで新しく生活習慣病という名称が提案されました。一九九七年当時の厚生省は生活習慣病とは食習慣、運動習慣、休養、喫煙、飲酒などの生活習慣が、その発症や進展に関与する疾患群と定義しています。たしかに食事や運動といった生活習慣に関心をもたせる意味では、この名称は有用です。しかし、この名称には、大きく欠落している視点があります。それは遺伝素因、つまり病気にたいするかかりやすさの問題です。糖尿病や高血圧など多くの病気は、遺伝素因と生活習慣が複雑に関連しておこります。「五人兄弟のうち、四人が糖尿病です。とうとう私も糖尿病

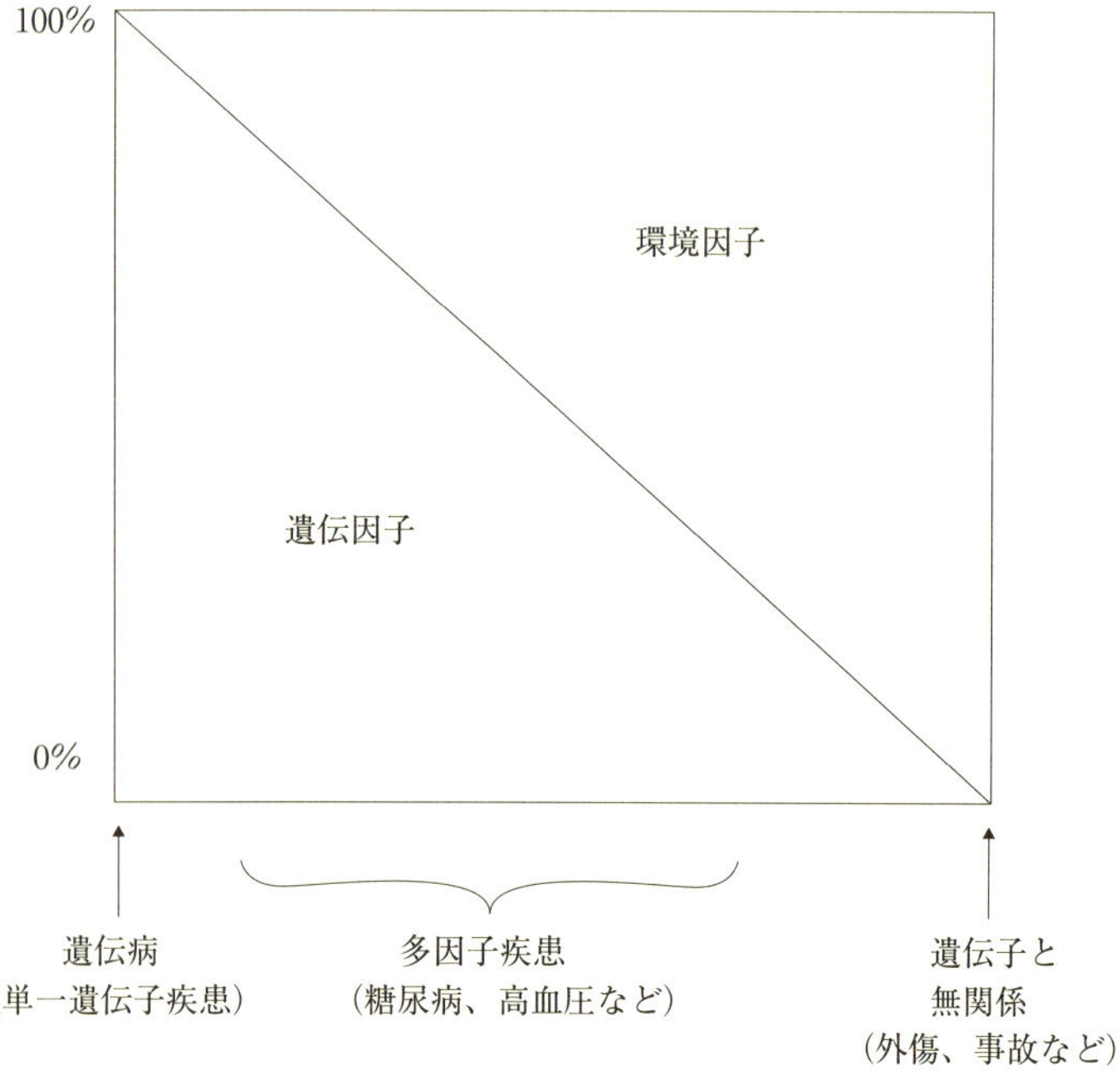

図３　病気の成り立ち

ですか」――この人の糖尿病は、生活習慣が悪かったわけではありません。糖尿病の遺伝素因が、強かったのです。生活習慣病という言葉を聞いたり話したりするときには、このことを思い出して下さい（図３）。病気には一つの遺伝子異常があるだけでおこってしまう病気もあれば、事故など遺伝子と無関係のものもあります。しかし生活習慣病とよばれる多くの病気は遺伝因子と環境因子が関連しておこってくると考えられています。そして遺伝要因と環境要因の重みは一人一人異なっています。

表２　日本人の死因

死亡順位 平成12年 (2000)	死　　　　因	死亡総数に対する割合（%） 平成12年 (2000)	平成11年 (1999)
	全　死　因	100.0	100.0
第1位	悪性新生物	30.7	29.6
2	心疾患	15.3	15.4
3	脳血管疾患	13.8	14.2
4	肺炎	9.0	9.6
5	不慮の事故	4.1	4.1
6	自殺	3.1	3.2
7	老衰	2.2	2.3
8	腎不全	1.8	1.8
9	肝疾患	1.7	1.7
10	慢性閉塞性肺疾患	1.3	1.3

資料：厚生労働省「人口動態統計」

（「国民衛生の動向2002」より）

三大死因と危険因子

ここで、改めて日本人の死因を考えてみましょう（表２）。日本人の死因の第一位は、悪性新生物、広い意味のがんです（がんは別の項でくわしく述べます）。狭い意味では、がんとは内皮細胞からおこってくるもので、胃がん、肺がんなどがあります。内皮細胞でない細胞からおこってくるものは、肉腫、白血病などです。骨肉腫などは、がんにくらべると若い人に多く見られます。これらをまとめて、統計では悪性新生物と呼ぶのです。現在、日本人の約三〇%、おおよそ三人に一人が、がんでなくなっています。

次に多い死因は心臓疾患で、死因の約一五%を占めています。第三位は脳血管疾患、

表3　動脈硬化性疾患の危険因子

冠動脈疾患	脳血管障害
1）年齢	1）一過性脳虚血発作
2）血清コレステロール上昇	2）高血圧
3）喫煙	3）心異常
4）収縮期高血圧	4）狭心症、間歇性跛行、動脈雑音などの動脈硬化症状
5）心電図異常	5）糖尿病
6）肥満	6）高脂血症
7）ヘモグロビン上昇	7）喫煙
8）糖尿病	8）ヘマトクリット上昇
	9）高尿酸血症

いわゆる脳卒中です。前述したように、昔は脳出血が多かったのですが、現在では脳梗塞が増加しています。脳卒中は、死因全体の約一四％をしめています。これらのことから、日本人のおおよそ六〇％が、この三つの疾患で死亡していることがわかります。ゆえに、この三つを三大死因、あるいは三大生活習慣病と呼びます。

心臓疾患と脳血管障害は共通する点が多く、動脈硬化疾患とまとめることができます。では、どのような人が動脈硬化をおこしやすいのでしょうか。リスクファクター（危険因子）という考え方があります。危険因子があると動脈硬化がすすみます。表を見てみましょう（表3）。糖尿病、高血圧、高脂血症、肥満など、非常にありふれた病気が危険因子です。喫煙が、危険因子であることも忘れないで下さい。

もう一つ注意してほしいのは、これらの危険因子が重なると動脈硬化が非常に促進されることです。危険因子

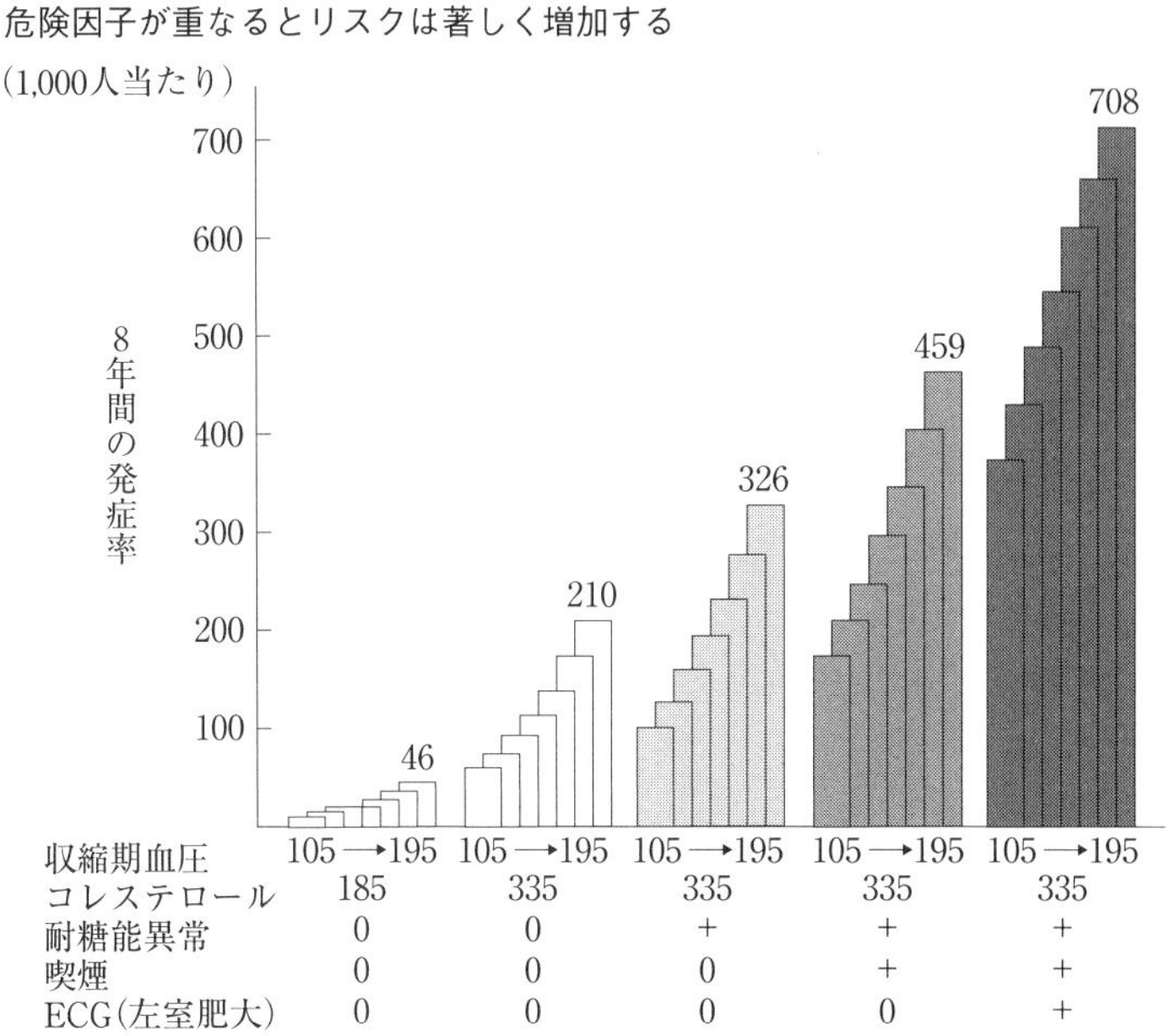

図4　喫煙と糖尿病など危険因子の組み合わせによる心疾患の発症率
(フラミンガム・スタディー)

が二つになれば、二倍以上に動脈硬化がすすむと考えて下さい。図はフラミンガムという有名な疫学研究の結果です。四〇歳の男性を対象に、心筋梗塞をおこさないかどうか追跡調査したものです。一番左端のグループは、高血圧、糖尿病、高脂血症、心電図異常をまったくもたないグループで喫煙習慣もありません。心筋梗塞をおこしたのはごく、わずかです。それに対して右端のグループでは、血圧は高いし糖尿病もあります。さらにタバコを吸うし、心電図異常もあります。このグループでは他のグループに比べ多くの人たちが心筋梗塞をおこしています（図4）。

危険因子を除いていくことにより動脈硬化疾患を減らすことができます。年齢相応の動脈硬化は仕方ありません。さまざまな疾患のため動脈硬化が促進されること。これはできるだけ避けたいものです。

若者の三大死因

前項では、日本人全体の死因について見てきました。次に、次世代を担うはずの若者が、どのような原因で亡くなるのかを見てみましょう。一〇代から二〇代の若者の三大死因は、不慮の事故、自殺、悪性腫瘍です。

不慮の事故による死亡率は乳幼児期に高く、学童期にはいったん低下しますが、青年期には再び上昇します。乳児では窒息が多いのですが、若者全体としては、交通事故が最も多いのです。交通事故に次いで多いのは、溺死です。注意すれば、防ぐことのできる死因です。若者が不慮の事故で亡くなるのは、何とも口惜しいことです。

自殺死亡率は、昭和二五〜三五年ころ、男女とも二〇代前半に大きな山がありました。ところが、平成一二年の統計を見ると、この山は小さくなっています。つまり、自殺する若者が減少したということです。喜ばしいことだと思いますが、若者が死について、あまり考えなくなったのも一因でしょうか。むしろ男性五〇代の自殺が、大きな山を形成しています。これは、不況、リストラなどの影響が想定されます。

若者の自殺で思い出すことがあります。明治三八年、第一高等学校の学生であった一八歳の藤村操は、樫の木の幹を削り、有名な遺言を残し華厳の滝で自殺しました。

巌頭之感

悠々たる哉天壌。遼々たる哉古今。五尺の小躯をもって、此大を計らむとす。ホレーショの哲学、竟に何等のオーソリティに値するものぞ。万有の真相は、唯一言にして悉す。曰く「不可解」。我この恨みを懐いて、煩悶、終に死を決するに至る。既に、巌頭に立つに及んで胸中何等の不安あるなし。初めて知る。大いなる悲観は、大いなる楽観に一致するを。

また遺書で思い出すのは、東京オリンピック・マラソンランナーの円谷幸吉さんです。国立競技場に入ってから、イギリスのヒートリーに抜かれ、銅メダルになりました。その四年後次のオリンピックを間近にひかえた一月に自殺しました。遺書には、「父上様、母上様、三日とろろ美味しゅうございました。干し柿、モチも美味しゅうございました。敏雄兄、姉上様、おすし美味しゅうございました」で始まり、親戚一同に対するお礼、甥や姪には「立派な人になって下さい」と書き連ね、最後に「父上様、母上様、幸吉はもうすっかり疲れ切ってしまって走れません。何卒お許し下さい。気が休まることなく御苦労、御心配をお掛け致し申しわけありません。幸吉は父母上様の側で暮らしとうございました」と結びました。川端康成が、「千万言もつきせぬ哀切」と評したほど万感胸に迫る遺書です。

両親あての遺書全文

円谷幸吉

父上様、母上様、三日とろろ美味しゅうございました。

干し柿、モチも美味しゅうございました。

敏雄兄、姉上様、おすし美味しゅうございました。

克美兄、姉上様、ブドウ酒とリンゴ美味しゅうございました。

巌兄、姉上様、しそめし、南蛮漬け美味しゅうございました。

喜久造兄、姉上様、ブドウ液、養命酒美味しゅうございました。又いつも洗濯ありがとうございました。

幸造兄、姉上様、往復車に便乗させて戴き有難うございました。モンゴいか美味しゅうございました。

正男兄、姉上様、お気を煩わして大変申しわけありませんでした。

幸雄君、秀雄君、幹雄君、敏子ちゃん、ひで子ちゃん、良介君、敬久君、みよ子ちゃん、ゆき江ちゃん、光江ちゃん、彰君、芳幸君、恵子ちゃん、幸栄君、裕ちゃん、キーちゃん、正嗣君、立派な人になって下さい。

父上様、母上様、幸吉はもうすっかり疲れ切ってしまって走れません。何卒お許し下さい。気が休まることもなく御苦労、御心配をお掛け致し申しわけありません。

幸吉は父母上様の側で暮らしとうございました。


今の学生たちは、下宿で友人と「人生とは？　死とは何か。」など議論しているのでしょうか。昔ならそこへ、下宿屋のおばさんが酒でも持ってきてくれるところですが。たしか昔そんな歌があったように思いますが……。

私が京都大学の学生のとき、自殺についての講義で印象に残っていることがあります。それは、京大には自殺する学生が多かったという話です。そのため、京大では早くから学生懇話室やカウンセリングが発達したというのです。自殺には、生きる道を残した自殺と、まったく生きることを断念した自殺があるといいます。生きる道を残した自殺とは、それしか訴える方法がないというものでしょう。その講義で、注意深く観察していると「こいつおかしいぞ」と、自殺に気づくことがあるということを教わりました。長いこと貸していた借金を急に返し始めた人、掃除一つしなかったのに急に部屋をきれいにし始めた人、どこか命令調で話すようになった人、このような人には十分気をつけてあげてほしいということでした。

今でも有名人が自殺するとあとを追うような自殺が報道されます。インターネットでそれまで見ず知らずの人が集まって集団自殺したという記事もみかけます。

急がなくとも良い。必ず人間一度は死ぬのだから。自殺はしないでほしいと思います。

第2章　がんと日常生活

日本人の死因第一位であるがんと日常生活について考えてみましょう。

がんで亡くなる人は年間二七万人、おおよそ約三人に一人ががんで亡くなっています。その理由の一つとして、高齢者が増加したことが上げられます。年齢とがんの間には数学的法則があり、がんは年齢のk乗で増えるといわれています（図1）。しかしこの法則が、すべてのがんにあてはまるわけではありません。白血病や脳腫瘍には、この法則はあてはまらないのです。

ここで言葉を一度整理しておきます。死因の統計では、悪性新生物という言葉が用いられています。できもの、新生物は腫瘍と呼ばれ、その由来する組織により上皮性腫瘍と非上皮性腫瘍に分かれます。また、その性質から悪性と良性に分かれます。上皮細胞とは、体や臓器の表面を覆う細胞で、皮膚や消化管の内側を覆う細胞などです。それ以外の臓器内部の細胞を、非上皮細胞

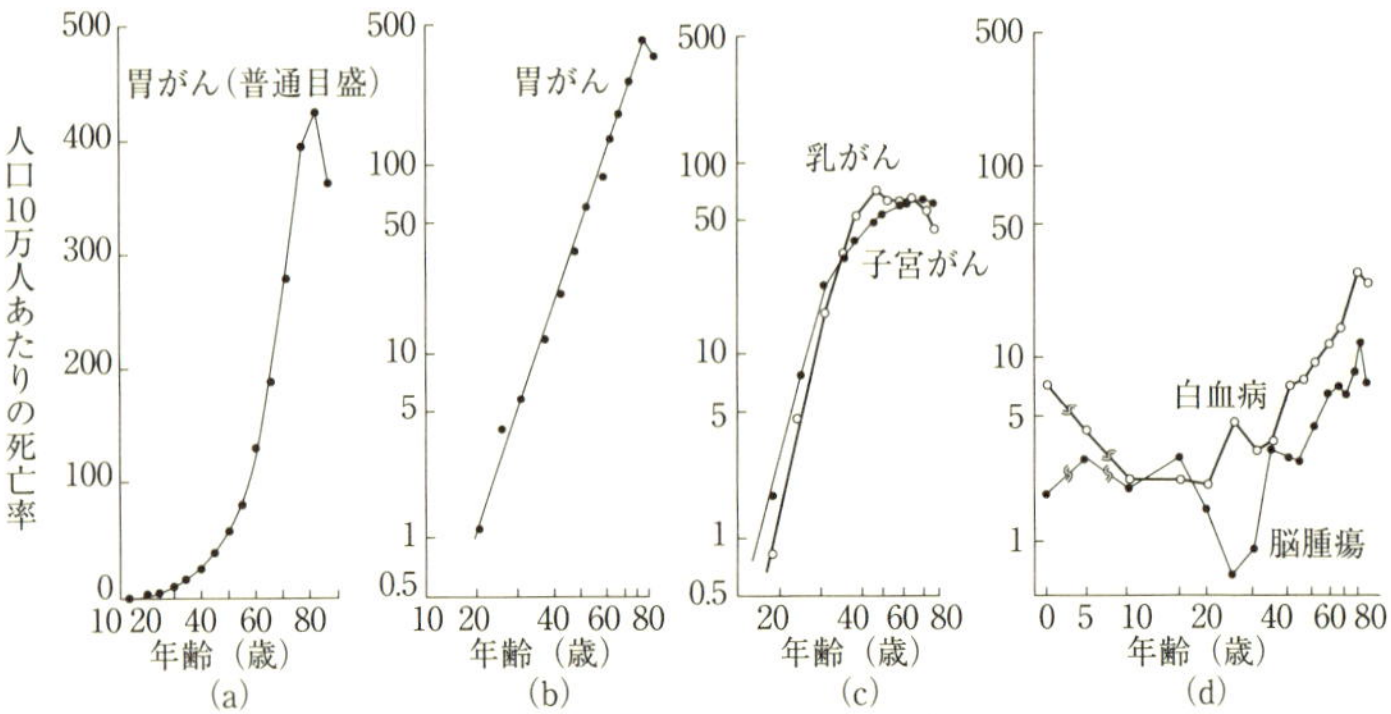

図1　年齢とがんとの関係
（「現代医学の基礎10」岩波講座より）

といいます。上皮細胞由来の悪性腫瘍が狭義のがんで、非上皮組織由来のものは肉腫といいます。前者には胃がん、肺がん、後者には骨肉腫、筋肉腫などがあります。しかし、一般にがんと呼ぶときは、これらを含めた悪性新生物を指すことが多いのです。それが広義でのがんです。肉腫はがんに比べ、発生頻度ははるかに低いのですが、若年者に多いのが特徴です。

中高年のがんは生活習慣病の一つと考えられています。しかし小児のがんはそうではありません。大人のがんが早くにでてきたのとは違います。小児は、白血病や悪性リンパ腫といった血液のがんや、脳腫瘍、前述の肉腫などが多く、胃や肺はめったにみられません。前章で述べたように、若者の三大死因は、事故、自殺、悪性新生物ですが、小児や若者のがんは中高年者のがんと少し違うのです。

がんとは

体を構成している細胞が「がん細胞」に変身します。がんに変身するというのは、自律的に増殖すること、無限に増殖すること、そして転移をおこすようになることです。

けがをして皮膚をすりむいても、数日したら治ります。それは、皮膚が再生して、すりむいたところを覆うからです。覆い終えると、皮膚は再生をやめます。胃潰瘍もそれと同じです。潰瘍が治った時点で、胃粘膜は増殖をやめます。このように、正常では細胞が増殖することがあっても、規律の中でコントロールされています。ところががん細胞は自律的に勝手に、増殖を続けるのです。「もう増えなくてよい」という命令に従わないのです。

がん細胞は原発巣から離れ、周囲の組織を破壊しながら血管やリンパ管を通過して、遠隔臓器に達して新たに増殖します。それが転移です。「転移を制するものは、がんを制する」といわれています。転移がなければ、がんは局所の病気といえます。

もう一つのがん細胞の特徴は、無限の増殖能をもっていることです。普通の細胞は、一定の細胞分裂をおこなうとそれ以上分裂できなくなります。その仕組みは、最近わかってきました。それは染色体の端にあるテロメアが分裂のたびに短くなり、ある程度短くなるとそれ以上分裂できなくなるというものです。しかし、がん細胞はテロメラーゼという酵素を用いてテロメアの長さを修復する力があるので、いつまでも分裂できるのです。

がんは遺伝子の病気

それでは、普通の細胞がどのようにしてがん細胞に変身するのでしょうか。ヒトの細胞には、三万〜四万の遺伝子があると考えられています。正常細胞では、それらの遺伝子がＴＰＯをわきまえています。すなわち時・場所をわきまえ、程度を心得て働くのです。ところががん細胞では、増殖にかかわる「がん遺伝子」・「がん抑制遺伝子」など複数の遺伝子が変化しているのです。たとえていうならば、細胞増殖にとってがん遺伝子はアクセル、がん抑制遺伝子はブレーキの役割をはたしています。ですから、アクセルやブレーキが故障すると、自律性の増殖がはじまるのです。

では次に、なぜがん遺伝子が存在するのか考えてみましょう。がん遺伝子はがんをおこすための遺伝子ではありません。体のなかで細胞が増殖する機会は、いろいろあります。たとえば、ヒトは精子と卵子が受精し、一個の細胞から始まります。一個の細胞が、次々に分裂・増殖して一人の人間になっていきます。そこには細胞を増殖させたり、増殖を止めたりする細胞間のネットワークが機能しています。がん遺伝子、がん抑制遺伝子とは、元来そのように働く増殖遺伝子、増殖抑制遺伝子なのです。このように大切な遺伝子に突然変異が生じて、正常のネットワークが故障し、がんが生じるのです。それも一つの遺伝子の変異ではなく、多くはいくつかの遺伝子変異が重なってがんになると考えられています。

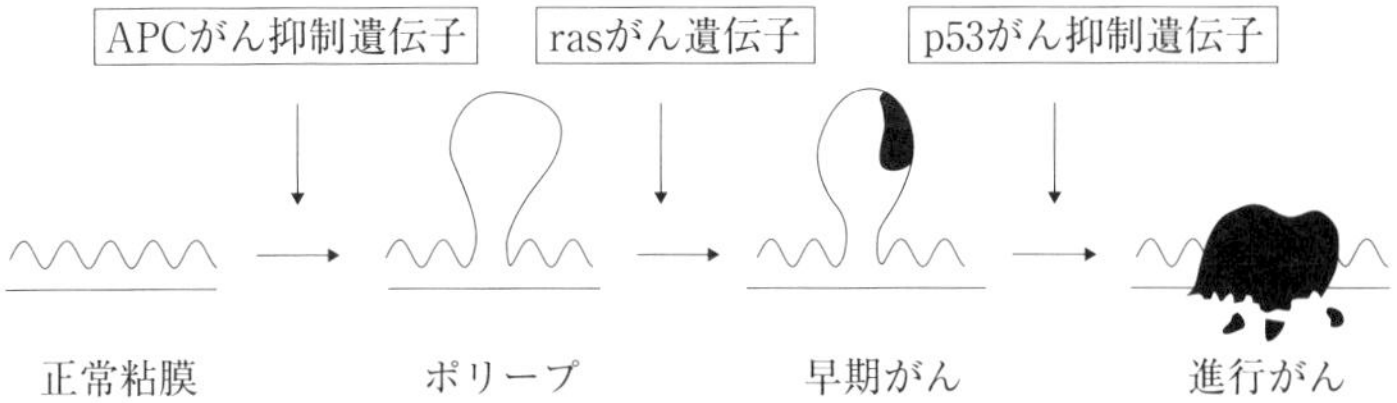

図２　大腸がんの進行と遺伝子変異
（「現代医学の基礎10」岩波講座より）

特に大腸がんの進行と遺伝子変異が、くわしく研究されています（図２）。正常の大腸粘膜細胞が、ＡＰＣがん抑制遺伝子の変異によりポリープになります。さらにｒａｓがん遺伝子変異で早期がんとなり、さらにｐ５３がん抑制遺伝子変異が生じると大腸進行がんが発生します。このように、いくつかの遺伝子変異が重なりがんが生じるのですが、一つひとつの遺伝子変異がおこる確率から考えると、がんの発生はもっと少ないはずです。一つの遺伝子変異が生じると、遺伝子全体が不安定になるのかもしれません。

がんの遺伝子治療について、マスコミで見聞きした人も多いでしょう。よく行われている遺伝子治療は、突然変異で故障した抑制遺伝子に代わり、きちんと機能する抑制遺伝子を導入してがんを治療するというものです。

ちょっと注意！　遺伝子と遺伝は違う

がんは遺伝子の病気ですが、すぐにがんは遺伝すると思わないで下さい。

遺伝とは、精子と卵子を通して、親から子へ遺伝物質が伝わることです。遺伝子とは、タンパク質をコードする遺伝情報を担う単位です。遺伝は英語ではheredity、遺伝子はgeneでまったく違うのですが、日本語は一字違いで誤解されやすいのです。胃がんは胃の粘膜細胞に生じた遺伝子の変化でおこる病気ですが、子どもに遺伝で伝わるものではありません。

ただし精子や卵子に生じた遺伝子の異常は、親から子へと伝わります。がんのなかには、網膜芽細胞腫や家族性大腸ポリポージスなど、遺伝性・家族性のものもあります。

また、体のなかにはがん細胞が発生すると、それを排除しようとする免疫システムが備わっています。その網の目をかいくぐって増える細胞が、がん組織になっていくのです。免疫力の強弱にも、遺伝が関係している可能性があります。よくがん家系といわれるのは、このようながん発症にいたる経路を総合した結果といえます。しかしくり返しますが、がんは遺伝子の病気なのです。

がんは長い経過をとる

このごろ病院の外来でも、がんの患者さんが変わってきたと実感することがよくあります。私の研修医時代、患者さんにがんを告知することはまずありませんでした。最近では、患者さんから「抗がん剤を飲んでいて」とか、「来週がんの手術をうける」とか言われることも少なくありません。くわしく聞かないと、どのように対応したらいいのかこちらが戸惑うこともあります。がんは、五年生存率という治療の評価方法があります。多くのがんが、昔に比べると五年生存率が随分よくなっています。このことも、がんを告知しやすくしている一因といえるでしょう。

よく患者さんやご家族の方から「いつ頃から、がんがおこったのでしょう」と尋ねられます。最近の研究によると、一つのがん化した細胞からはじまったものががんと診断されるまで、われわれが思っていた以上に長い時間がかかっていることがわかってきました。

たとえば、肺がんでは一個のがん細胞が直径一センチになるのに、一七年くらいかかるといわれています。がんは慢性疾患といえます。

がんは外界との接点に多い

ヒトのがんで一番多いのは消化器がんで、全体のおおよそ六〇%を占めます。ついで呼吸器、泌尿生殖器系となり、皮膚がん、乳がんをあわせると約九〇%になります。つまり、上皮細胞が、がんの九〇%を占めているのです（図3）。

口から肛門までを消化管といいますが、まさに一本の管です。消化管の内腔は、体内とも体外とも考えることができます。

毎日の生活の中で、口から様々なものが入ってきます。消化管は絶えずいろいろな物質と接触

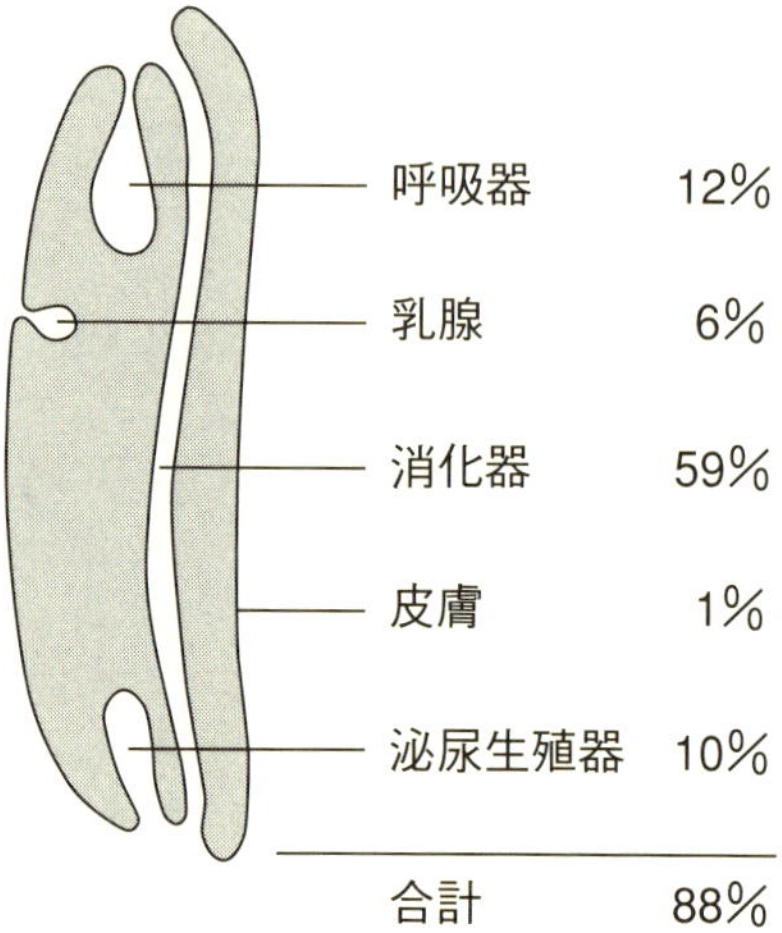

図3　がんの発生部位
（「現代医学の基礎10」岩波講座より）

していることになります。肺も同じです。呼吸器が吸い込む空気のなかにも、いろいろな物質が含まれています。つまり、上皮細胞というのは、絶えず遺伝子変異をおこす可能性のある物質と接触していることになります。がんはこうした外界と接する部位に、できやすいのです。

がんの原因は身近なところに

遺伝子変異をおこすのは、放射線やウィルスのような特別のものばかりではありません。むしろもっと身近なものに、がんの原因があります。がんの原因を調べた有名な疫学研究結果が、表1です。これによるとがんの原因として、タバコが三〇％、食事が三五％を占めており、食品添加物や環境汚染の危険性より圧倒的に問題なのです。すなわち禁煙と食生活の工夫で、がんの約六〇％を予防できる可能性があるのです。

畑中正一氏は『がんはどこまでわかったか』（講談社）のなかで、ＰＣＢ、ＤＤＴといった発がん物質が取りざたされるが、それらの発がん作用は、酒を二五〇ミリリットル飲んだときその中に含まれるウレタン四三マイクログラムを取る発がん性と比べ、一〇分の一とか一〇〇分の一であると述べておられます。また一回の夕食で、サラダに一五グラムのマッシュルーム、ステーキのウェルダンに五グラムのマスタードを付け、ワインを二五〇ミリリットル飲むとＰＣＢ、ＤＤＴの数千倍の発がん性をもたらすと、身近なところに発がん物質があることを強調しておられます。

表１　疫学分析に基づくヒトのがんの原因

原　因	がんへの貢献（％）
タバコ	30
アルコール	3
食事	35
食品添加物	＜1
生殖および性	7
職業	4
環境汚染	2
工業製品	＜1
医薬品および医療	1
地理的因子	1
感染	10

また、がんと環境に関しては、次のような事実もあります。がんと一言でいっても、日本人に多いがんもあれば、少ないがんもあります。しかし、海外に移住した日本人は、ほとんどの部位のがん

表2　がんを防ぐための12カ条（国立がんセンター）

1　バランスのとれた栄養をとる －いろどり豊かな食卓にして－	7　塩辛いものは少なめに、あまり熱いものはさましてから －胃や食道をいたわって－
2　毎日、変化のある食生活を －ワンパターンではありませんか？－	8　焦げた部分はさける －突然変異を引きおこします－
3　食べすぎをさけ、脂肪はひかえめに －おいしい物も適量に－	9　かびの生えたものに注意 －食べる前にチェックして－
4　お酒はほどほどに －健康的に楽しみましょう－	10　日光に当たりすぎない －太陽はいたずら者です－
5　たばこは吸わないように －特に、新しく吸いはじめない－	11　適度にスポーツをする －いい汗、流しましょう－
6　食べものから適量のビタミンと繊維質のものを多くとる －緑黄色野菜をたっぷりと－	12　体を清潔に －さわやかな気分で－

で日本人従来の傾向を残しながらも、次第に移住国のがんのパターンに近づいていくといわれています。このことも、発がんには、環境因子が重要であることを示唆しています。たとえば、日本人には胃がんが多く、欧米人には大腸がんが多いけれども、ハワイやカリフォルニアに住む日系二世、三世になると大腸がん型になるといわれています。また最近では、日本人でも胃がんが減り、大腸がんが多くなりつつあります。これらの事実から、がんは環境因子、とりわけ、食習慣の変化と関連が深いと考えられます。

がんを防ぐための一二カ条

前述したように、がんの治療成績は随分とよくなりました。また高齢者の場合、天寿がんといって、がんがあっても他の疾患で亡くなる人も増えてきました。しかし、がんにならずにすむのなら、それにこしたことはありません。一九七〇年代、米国で二〇世紀中にがんを半分に減らす「がん撲滅宣言」を行い、莫大な研究費が使われました。それにより、がん研究は随分とすすみました。しかし、一九八〇年代、がん患者は依然増え続けました。そこで、禁煙運動が行われ、一九九〇年代に入ると、がん患者の死亡率は減少しました。禁煙は、がん予防にとって、極めて重要なのです。

がん予防のため、日常生活とくに食生活に対し、世界がん財団や米国がん財団から提言がなされています。日本では国立がんセンターが発表した「がんを防ぐための一二カ条」が有名です（表2）。米国の提言と共通するところが多くあります。これを食べるとがんにならないとか、あれを食べるとがんが治るといったような面白いものではありません。しかしきちんとした根拠のある大切な提言です。

食事については、第9章で改めて取り上げますが、毎日食べている食物は、実にいろいろな成分を含んでいます。

日本では、昔から胃がんが多いのです。それは塩漬けや干物など、食べ物の保存方法によるところが大きかったのです。戦後、冷蔵庫が普及して、食べ物の保存方法が変わりました。それまでは、塩漬けや干物にしていたものも、そのまま保存できるようになりました。これで随分と胃がんが減ったといわれています。塩はがんを促進すると考えられます。また干物はたんぱく質が変性し遺伝子を傷つける可能性があります。焦げたものを、控えるようにするのも同じことです。しかし、いちいちそれを気にしていたら食事ができなくなります。

昔の人は、わらびやぜんまいを佃煮にして食べました。このごろは、そのようなことも少なくなりましたが、わらびやぜんまいには発がん物質があるといわれてます。もちろん一度や二度食べたくらいで、すぐがんにつながるものではありません。しかし、毎日たくさん食べるようなことは避けたほうがよいでしょう。

このように、食物のなかにはがんをおこす成分を含んでいるものがあります。しかし、一方ではがんを防ぐ働きをする成分もあるのです。たとえばビタミンCやビタミンE、あるいはベータカロチンなどがそれにあたります。これらのビタミンは、抗酸化作用をもっています。食物繊維には、このごろ否定的な論文もでていますが、一般にがんを防ぐ作用があるといわれています。つまり、新鮮な野菜や果物、あまり精製されていない穀類などをとるとよいことになります。アメリカでは野菜、果物を一日五種類以上食べようと呼びかける「ザ・ファイブ・ア・デイ（the 5 a day）」という運動が行われています。

このように普通に食べているものの中に、がんをおこしやすくするものやがんを防ぐものがあり、それらが入り混じったのが食事というわけです。したがって同じものばかり食べないで、いろいろな種類の食品を食べることが大切なのです。厚生労働省は、新しい食生活指針の中で、今回ははずしてしまいましたが、それまでは一日三〇品目を食べるように勧告していました。一日三〇品目食べることは、がん予防にとって大切なことです。では、ここで自分が、朝から何を食べたか考えてみて下さい。三〇品目食べるのは、結構難しいはずです。とくに外食の多い若い人は、ついつい毎日同じ好物ばかりを食べてしまいがちです。体のためにも、様々な食品を食べるよう気をつけてほしいものです。こんな話をすると、ある学生がこう答えました――「三〇品目なんて、簡単ですよ。十六茶を飲んで、七味唐辛子を食べるでしょ。そうすると、それだけで二三種になりますから」。

また脂肪の過剰摂取は、肥満や糖尿病などの生活習慣病にとって、大きな誘因と考えられていますが、大腸がんや乳がんとも関連があると考えられています。

アルコールとタバコについては第6章で扱いますが、アルコールをよく飲む人を見ていると、アルコールを一休みする間にタバコを吸っています。そういう人をよくみかけます。アルコールが、タバコの煙に含まれる多くの発がん物質を溶かし込むからでしょうか。アルコールとタバコの併用は危険です。アルコールとタバコが重なると咽頭がん、喉頭がん、食道がんが増えるといわれています。

また、ストレスもがんにとって、重要な問題です。ストレスは第11章で取り上げますが、がんに限らず、現代人の健康にとって切り離して考えることができない問題です。しかし、扱いにくいテーマでもあります。それは、ストレスを定量化する方法がないのと、同じ状況でもその反応は人さまざまであるからです。一般的にストレス状況下では、免疫力が低下します。一個のがん細胞が発生すると、ナチュラルキラー（ＮＫ）細胞という殺し屋細胞が、がん細胞を破壊します。免疫力が低下すると、がん細胞が排除されずに増えてしまうことになります。適度のスポーツが、がん予防にあげられているのは、身体活動がストレスを和らげ免疫力を保つのに有効だからです。

がんを告知された人のなかには、生きる意味を考え直し、残された時間、レスト・オブ・ライフ（rest of life）を充実した人生として過ごす人も多くいます。考えてみると、人は皆、生まれたときからレスト・オブ・ライフを生きているのです。

でも、がんにならないのにこしたことはありません。

第3章　動脈硬化と日常生活

ヒトは血管とともに老いる

日本人の三大死因はがん、心疾患、脳血管疾患であることはすでに述べてきました。心疾患と脳血管疾患は、ともに血管の病気であり動脈硬化疾患とまとめることができます。直接死につながるのは、心筋梗塞、心不全、あるいは脳梗塞、脳出血などです。しかし、そのような病気は、一日にしてできあがるものではありません。生まれたときは、まったく病変のないきれいな血管が、少しずつ少しずつ変化していくのです。

動脈といっても、いろいろな太さのものがあります。問題になるのは、脳や心臓などの臓器に血液を送り届ける比較的太い動脈の病変です。粥状硬化症（アテローム硬化）とよばれています。動脈硬化は、血管の一番内側をおおう内皮細胞が、さまざまな刺激の積み重ねによって障害をうけることから始まります。動脈壁にある平滑筋が増え、コレステロールが沈着し、徐々に血管の内腔が狭くなっていきます。やわらかく不安定なアテローム硬化病変（プラーク）が破裂すると、血管の閉塞をきたします。心臓では心筋梗塞、脳であれば脳梗塞とよばれています。

コレステロールと動脈硬化

動脈硬化をおこした血管壁にたまっている脂肪は、まちがいなく血液由来のコレステロールです。血液のなかのコレステロールが過剰になった状態が高脂血症で、動脈硬化の危険因子であることは理解しやすいと思います。コレステロールは卵の黄身に多く含まれていますし、肉類の脂のような飽和脂肪酸の多いものは血液中のコレステロールを上昇させます。コレステロールは、動脈硬化の目の敵にされています。

しかし、一方でコレステロールは、体になくてはならないものであることはあまり知られていません。コレステロールは、細胞の膜成分でもあるし、またステロイドホルモン、性ホルモンはコレステロールから作られるのです。これらのホルモンがなければ、ヒトは生きてはいけません。だから、コレステロールは、体でも作られるのです。血液中に含まれるコレステロールの約八〇%は体内で合成されたもので、残りの二〇%が食物由来と考えられています。高脂血症の人が、コレステロールの多い食品に注意するのは大切なことですが、それだけで解決するわけでもないのです。

新聞の健康記事で、しばしば善玉コレステロール、悪玉コレステロールという言葉が使われています。そのことについて、少し説明をしておきましょう。食事から入ってきたコレステロールは、肝臓に入ります。また、肝臓で作られるコレステロールもあります。そして、すべての細胞が、コレステロールを必要としています。したがって、肝臓と細胞の間をコレステロールは行き来しています。コレステロールは一種の脂ですから、そのままでは血液にとけません。アポたんぱくとよばれる、いわば脂を運ぶトラックの役割をするたんぱく質と、リポたんぱくを形成して血液を循環するのです。肝臓から末端の細胞、たとえば血管壁の細胞にコレステロールを運ぶトラックをＬＤＬといい、それに乗っているのが悪玉コレステロールというわけです。逆に血管壁で余ったコレステロールを、肝臓に送り返すトラックがＨＤＬで、それにのっているのが善玉コレステロールです。つまり、細胞にコレステロールを多く送り込めば動脈硬化に不利になり、逆に細胞から肝臓へ余ったコレステロールを送り返せば、それだけ血管壁にコレステロールがたまらず動脈硬化に有利という考え方です。

たしかに、遺伝的にＨＤＬが多い家系では、長生きする人が多く、それを長寿症候群とよびます。しかし、なんでも過ぎたるは及ばざるがごとしで、ＨＤＬが非常に高値でも動脈硬化をおこすことがあります。これは肝臓へ向かうＨＤＬが、肝臓にコレステロールを送り返さず、途中で渋滞してＨＤＬが高くなった状態であると考えられます。

最近では、コレステロールそのものが血管壁にたまるのではなく、酸化を受け変性したコレステロールが血管壁に蓄積し動脈硬化をおこすと考えられています。コレステロールが多いと、酸化を受けるコレステロールも多いことになります。酸化を受けないようにすることは動脈硬化のみならず、多くの疾患の予防に大切です。現実的な予防措置としては、ビタミンC、ビタミンE、あるいはベータカロチンなどは抗酸化作用をもっており、それらを含む果物や野菜を摂取することで、動脈硬化予防の働きが期待できます。

動脈硬化は若いころから始まっている

心筋梗塞や脳梗塞といっても若い人は、年を取ってからのことと思っていることでしょう。たしかに心筋梗塞や脳梗塞は、一般に中高年になってから突然発症する病気であると思われています。しかし、若者にも動脈硬化の初期変化は始まっているのです。ヒトは血管とともに老いていくのです。

「若いころから動脈硬化が始まっている」といっても、すぐには信じてもらえないかもしれません。ベトナム戦争で亡くなった若いアメリカ兵。彼らは身体堅強でしたが、病理解剖をしてみると脂肪線状といわれる動脈硬化の初期病変がみつかりました。日本でも同じことが確認されて

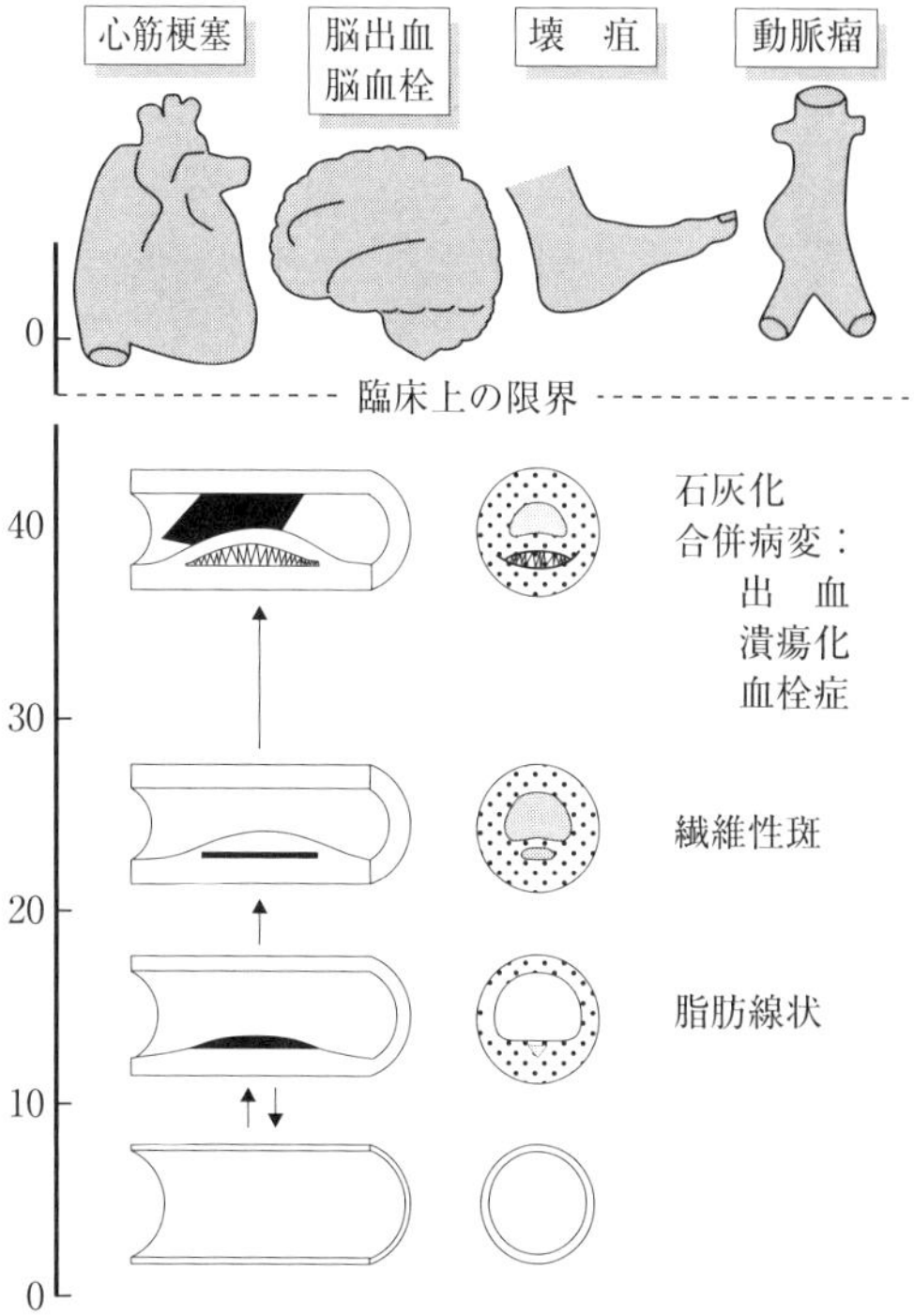

図１　動脈硬化の自然歴
（『わかりやすい内科学』文光堂より）

います。日本では、国立循環器病センターにおいて、事故などで亡くなった子どもたちを解剖した結果、九〇％の子どもたちに動脈硬化が始まりかけていたのです。

若いころから始まる動脈硬化は、年を経るごとに、その後も変化を続けていきます。しかしながら、動脈硬化はかなり進行するまで、なんの症状もおこさず静かに潜行するのです。そして中高年になり、突然症状をきたします（図1）。したがって、年齢相応の動脈硬化は、ある意味では生理的な変化といえるでしょう。ですが、高血圧、糖尿病、高脂血症、あるいは喫煙といった動脈硬化の危険因子とよばれるものは、年齢以上に動脈硬化を促進するのです。これはできるだけ避けたいものです。

ここで、動脈硬化の危険因子を、もう一度思い出して下さい（一四頁表3）。心臓疾患の第一の危険因子は、年齢です。年をとるほど心筋梗塞をおこしやすくなるのですが、これは人の力ではどうしようもありません。心臓疾患の三大危険因子は、高血圧、高脂血症、喫煙です。その他、糖尿病、肥満などが続きます。

一方、脳血管障害にとっては、一過性脳虚血発作が一番のリスクにあげられます。これは文字通り一時的に脳に循環障害をきたすことで、その後脳梗塞をおこす前触れと考えられています。一時的に舌がもつれて話しにくかったが、一日もたたない間に治ってしまったといったような症状です。危険因子として、高血圧、糖尿病などが続きます。もうおわかりだと思いますが、心臓疾患や脳血管障害の危険因子は、随分共通しているのです。このような、ごくありふれた疾患が、生命をおびやかす動脈硬化の危険因子なのです。

危険因子の重責――インスリン抵抗性

これもすでに述べましたが、危険因子が重なれば重なるほど動脈硬化は促進されます。そして、ここ一〇年ほどの間で、危険因子は偶然重なっているわけではないことが明らかになってきました。

キーワードは、インスリン抵抗性です。高血圧、糖尿病、高脂血症、肥満といった動脈硬化の重要な危険因子がおこってくる共通の基盤に、インスリン抵抗性があるという考え方です。研究者により、多くの呼び名でまとめられています（表1）。

大きなインパクトを与えたのは、X症候群という名称です。糖尿病、肥満、高脂血症、高血圧のすべてに、インスリン抵抗性が関与していることが、アメリカ糖尿病学会の講演で発表されました。インスリンというホルモンについてはあとでふれますが、膵臓から分泌される糖代謝の中心的ホルモンで、このホルモンが不足すると糖尿病になります。このように、代謝にとって重要なホルモンですから、インスリンが糖尿病や肥満あるいは高脂血症と関連していることは、ごくあたりまえのことと受け止められました。しかし、インスリンが高血圧にも関与しているという考え方は、大変新しく研究者の大きな関心をよびました。その後表1にまとめたように、いろいろな名称が提唱されました。循環器研究者であるカプランは、糖尿病、肥満、高脂血症、高血圧の四つがそろうと、心筋梗塞がおこりやすくなるので、「死の四重奏」とよびました。最近の学

表1　インスリン抵抗性の概念

内臓脂肪症候群（松沢）	シンドロームX（Reaven）	死の四重奏（Kaplan）	インスリン抵抗性症候群（DeFronzo）
内臓脂肪蓄積 耐糖能異常 高血圧 高TG血症 低HDL-C血症	インスリン抵抗性 耐糖能異常 高インスリン血症 高TG血症 低HDL-C血症 高血圧	上半身肥満 耐糖能異常 高TG血症 高血圧	肥満 インスリン非依存型糖尿病 高血圧 動脈硬化性疾患 脂質代謝異常 高インスリン血症

TG：トリグリセライド、HDL-C：HDLコレステロール

会ではメタボリックシンドロームとよぶ人が増えてきています。

ここで、ごく簡単にインスリン抵抗性について説明しておきます。インスリンがホルモンとしての作用を発揮するのには、多くのステップが必要です。これらの情報伝達のどこかに障害が生じて、インスリンの作用が弱くなる。これをインスリン抵抗性とよんでます。インスリンが一〇あっても、七か八の作用しか得られない状態です。そうなると、からだは一〇の効果を得るために、インスリンを一二、一三と量を増やすことによって、一〇の作用を保とうとします。これを代償性の高インスリン血症とよんでいます。

では、次にインスリン抵抗性は、どのようにして生じてくるのでしょう。インスリン抵抗性をなくしてやれば、糖尿病、高血圧、高脂血症、肥満を解決できることになります。ひいては動脈硬化を防ぐことになります。世界中の多くの研究者がこの問題に取り組んでいます。

インスリン抵抗性をもたらす原因についての考え方に、内臓肥満があります。肥満は第7章でふれますが、肥満は脂肪の蓄積部位により、皮下脂肪型肥満と内臓型肥満に分けられます。内臓に蓄積した脂肪細胞が、インスリン抵抗性に大きくかかわっているのではないかと考えられるようになってきました。これは、大阪大学の垂井先生や、松沢先生が提唱し、発展させてきた考え方で、表1に内臓肥満症候群とかかげたものです。

内臓の脂肪細胞がインスリンの作用を強める物質や弱める物質を分泌しています。肥満になるとインスリン作用をよくするアディポネクチンといわれる物質が減少しインスリン抵抗性をきたすことがわかってきました。

内臓の脂肪細胞は皮下の脂肪細胞に比べてたまりやすいけれど一方では消費もされやすいといった代謝上の違いがあり、内臓の脂肪細胞は普通預金、皮下の脂肪細胞は定期預金といわれています。

内臓脂肪をためやすいのは、砂糖、高脂肪食で、、逆に運動が内臓脂肪を減らすのには有効であることが、わかってきました。動脈硬化に対する対策も、つまるところ食事と運動、そして禁煙というところに戻ってきます。

第4章

糖尿病――平成の国民病ともう一つの糖尿病

ここでは、糖尿病は大きく分けて二種類あることを、みなさんに知っていただきたいのです。まず、若者に多い1型糖尿病。そして、中高年に多い2型糖尿病があります。

読者の方々が、糖尿病と聞いて思い浮かべるのは2型糖尿病です。2型糖尿病は生活習慣病の代表的疾患で、平成の国民病といわれており、日本人糖尿病の九〇%以上を占めているのでそれもしかたのないことなのでしょう。しかし、生活習慣とは無関係に発症する1型糖尿病があることも、知っておいてほしいのです。

まずはじめに、糖尿病について説明します。

糖尿病とはどんな病気？

糖尿病は、膵臓から分泌されるインスリンというホルモンの働きが不足しておこってくる病気です。インスリンは血液中のブドウ糖を肝臓や脂肪組織、筋肉に取り込ませる作用があります。だからインスリンにより血糖値は低下するのです。また、インスリンはブドウ糖からグリコーゲン、脂肪酸から中性脂肪といったように貯蓄型の大きな物質をつくる働きをもっています。これをインスリンの同化作用とよんでいます。体のなかで血糖値を下げたり、脂肪をつくるホルモンは他にありません。インスリンは孤立無援の貴重なホルモンなのです。

そしてインスリンの働きのなかで最も重要なのは、血糖値の調節作用です。インスリンが中心となって、食べても食べなくても血糖値を一定の範囲に調節します。それは、脳が機能するためのエネルギー源は、ブドウ糖しかないからです。筋肉なら、ブドウ糖も脂肪酸も利用できます。

いつでも食べ物が手に入る時代は、今までにありませんでした。食べられない時間が続いても、血糖値を一定に保つことができなければヒトは生きてはいけません。血糖値が下がりすぎると、低血糖といって脳がエネルギー不足になり、空腹感、冷や汗、動悸などがおこり、ひどい場合には昏睡状態になることさえあります。体は血糖値が低くなりすぎないように、幾重にも監視機構をつくっているのです。

しかし、インスリンの働きが低下し血糖値が上昇しても、低血糖とはちがい、体には高血糖に対する監視機構がないので自覚症状はありません。これが糖尿病の病気のこわいところで、気づかない間に糖尿病は進行していくことになります。ある一定のところまで血糖値が上昇すると、さすがに体もこの大切なエネルギー源であるブドウ糖を体から出して血糖を少しでも下げようとします。つまり、腎臓でつくられる尿のなかにブドウ糖を排泄してしまうのです。これが尿糖とよばれるもので、糖尿病の語源になっています。この名称は、化学検査がなかった昔、糖尿病患者の尿に蟻が群がっているのをみて、尿の中に甘い成分があるはずだと気づいたにちがいありません。検査のない時代には、五感に頼らなければなりません。きっと患者の尿をなめてみた人がいたはずです。

このように尿に糖が出るので糖尿病という名前がつけられましたが、糖尿病とはインスリン作用不足による高血糖が本当のすがたなのです。

血糖値があがるとなぜ悪い?

血糖値があがると、尿に糖がでてきます。そうすると、尿量がふえる仕組みになっています。血糖値があがると体から水分が減り、それを補おうとして喉が渇きます。また、食べても糖は吸収され血液まで到達しますが、大切な細胞のなかには入らず、体はエネルギー不足になり疲れやすくなります。こうした糖尿病の古典的症状である口渇、多飲、多尿、易疲労感が生じ、さら

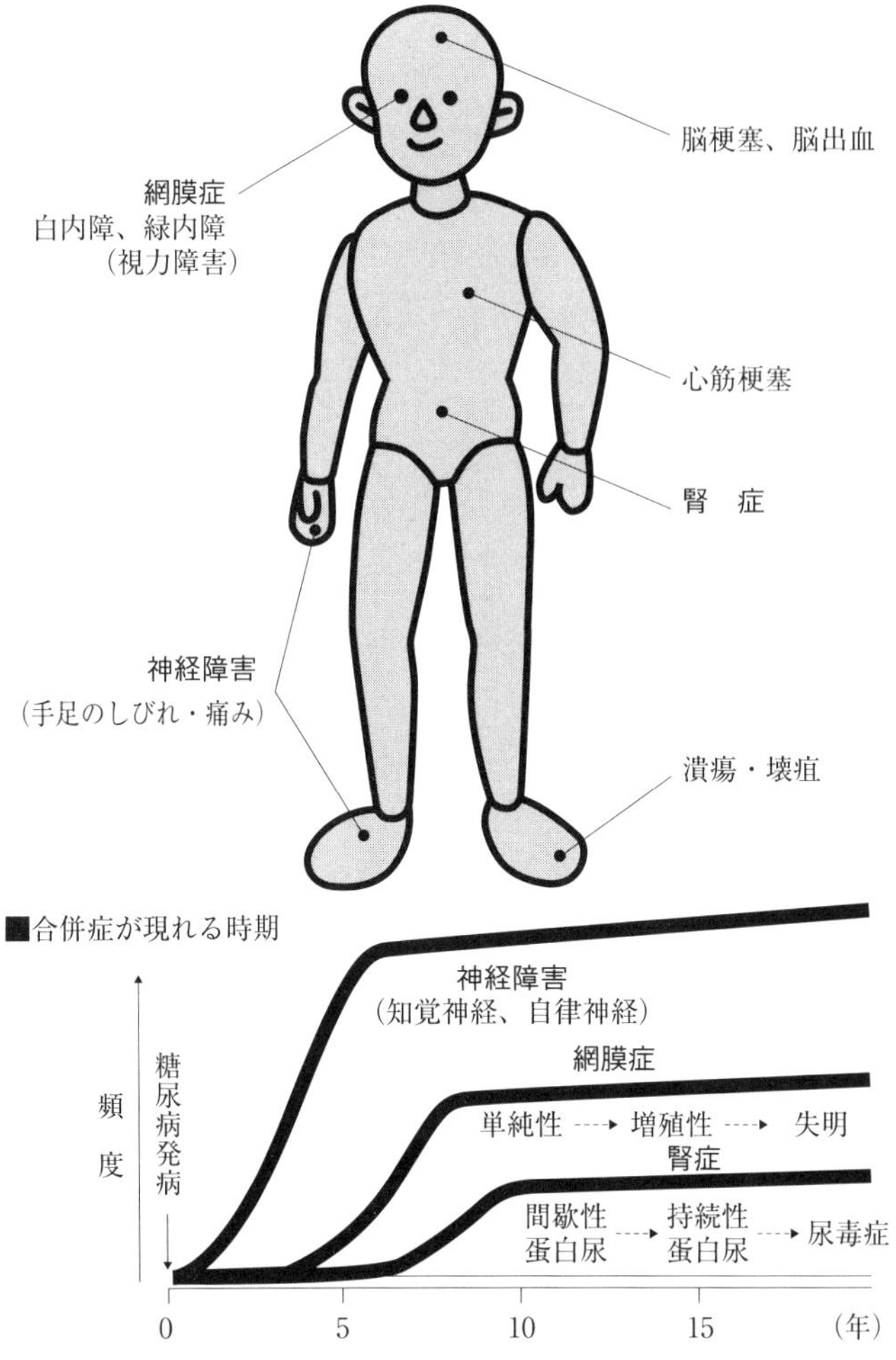

図1　糖尿病のおもな合併症

に、食べているのに体重が減少します。その上インスリン欠乏が高度になると、糖尿病性昏睡で死に至ることさえあります。しかし現代では健康診断などで尿糖や高血糖がわかり早期に糖尿病と診断されるようになりました。つまり症状がない間に検査で糖尿病がみつかり「症状のないのが症状」という時代になっています。

しかし、糖尿病の本当の怖さは、神経障害・網膜症・腎症といった慢性合併症にあります（図1）。これらは細い血管に現れる合併症で、細小血管障害とまとめられます。神経障害は、手足のしびれや、こむら返り、立ちくらみ、勃起不全（ＥＤ）、そして突然死をおこすこともあります。さらに、眼には白内障が生じたり、スクリーンにあたる網膜の血管に出血がおこるなど、さまざまな障害がでてきます。糖尿病性網膜症は、後天的失明の第一位の疾患になっています。腎臓に合併症が現れると、尿にタンパクがおり、血圧が上昇し、最後には尿毒症、腎不全とよばれる状態におちいります。そうなると、腎臓移植があまりすすまない日本では、血液透析といって、機械に腎臓の代わりをさせる治療が必要となります。血液透析は、高額な治療です。一昔前には、金の切れ目が命の切れ目といわれた時期があったほどです。現在では、身体障害者の手続きにより、個人的な経済負担は随分と軽くなりました。しかし、週に二〜三日、病院で透析をうけるとなると、時間的また社会的に大きな制約をうけます。これらの合併症は、糖尿病に固有のものです。

また昔から糖尿病があると、一〇年早く年をとるといわれています。たしかにその通りで、糖尿病があると比較的若いのに、心筋梗塞や脳梗塞といった動脈硬化の病気になる人がいます。これらの病気は大血管障害といわれ、糖尿病がなくてもおこりますが、糖尿病があると血管の狭窄部位が一つではなく複数になるなど、病像に糖尿病が影をおとし、治療が困難となる場合があります。また、足の動脈硬化がすすむと、神経障害とあいまって壊疽をおこし、下肢の切断をおこなうこともあります。

このように糖尿病はさまざまな合併症をおこし、患者さんの生命を短くしたり社会生活に大きな制約を与えたりする重大な疾患です。日本糖尿病学会の調査によると、糖尿病患者さんの平均寿命は一般人より短いことがはっきりとわかります。それゆえに、糖尿病があると生命保険に入れなかったり、保険料が高かったりするのです。

糖尿病に関わる医療費は、年間一兆円を超え、今なお増え続けています。糖尿病人口の増加にともない、厚生労働省は糖尿病を「平成の国民病」と位置づけ予防をよびかけています。

糖尿病の原因

それでは、糖尿病の原因であるインスリンの作用不足は、どうしておこるのでしょうか。一つは、インスリンの量が不足する場合。もう一つは、インスリン抵抗性とよばれる病態で、インス

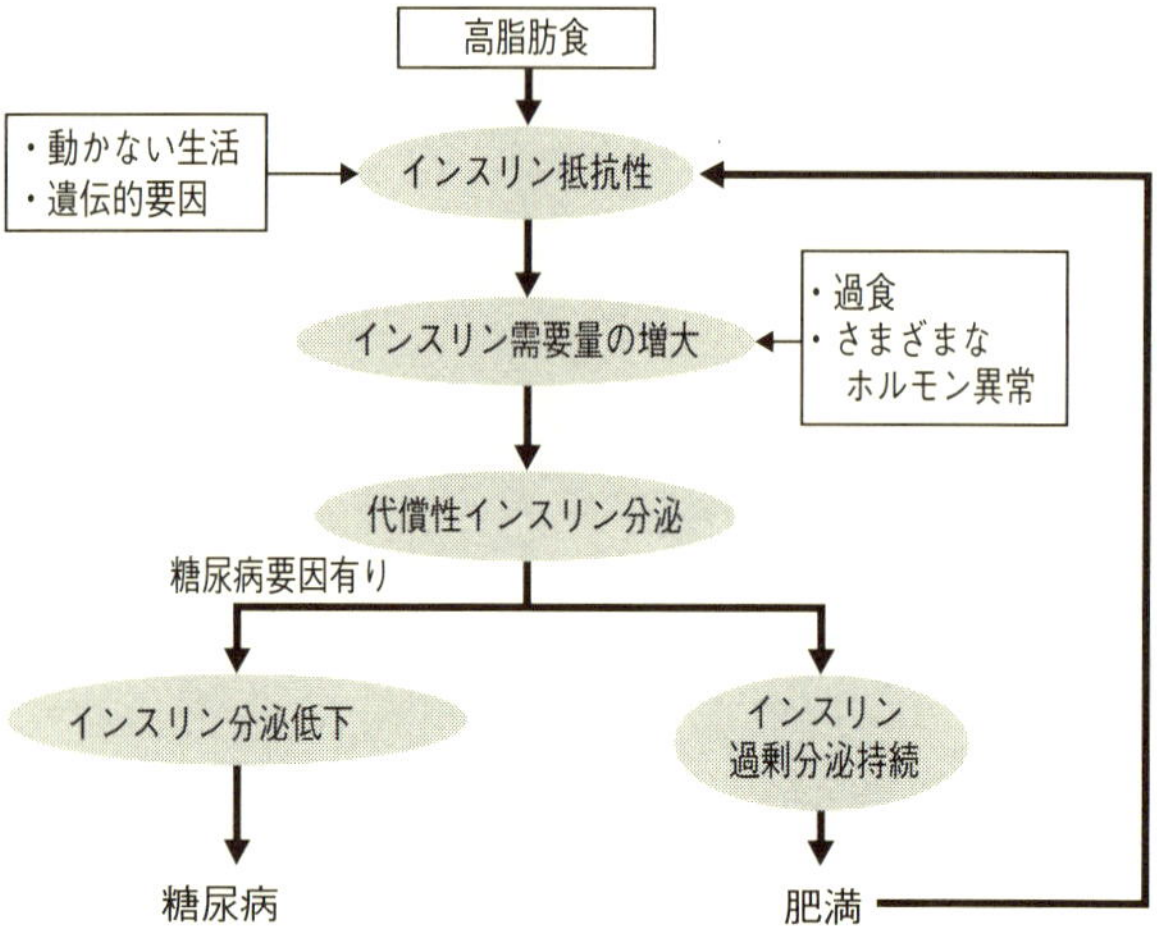

図２　肥満と糖尿病とインスリンの関係

リンが出ているのにその効果が減弱しているという場合です。

食べ過ぎると、インスリンがその分たくさん必要となります。インスリンの需要量に供給が追いつかなくなると、インスリン作用不足になります。２型糖尿病の多くが、そうです（図２）。

もう一つ、インスリン量が不足する原因があります。インスリンを分泌するのは、膵臓にあるランゲルハンス島のβ細胞（B細胞）ですが、このβ細胞がなんらかの理由で破壊されてしまうと、インスリンを分泌できなくなります。これが、１型糖尿病です。多くは、自己免疫といって、体を守るはずの免疫機構が、誤って自分のβ細胞を攻撃、破壊してしまうのです。これは生活習慣とは、無関係のできごとです。

一方インスリン抵抗性は、肥満、運動不足、高脂肪食などが原因でおこります。とくに内臓肥満がおおもとの原因ではないかといわれています。インスリン抵抗性は糖尿病だけでなく、高血圧や高脂血症など動脈硬化と密接に関連しています。この問題については肥満のところ（第7章）で詳しくふれたいと思います。

インスリン分泌の障害もインスリン抵抗性も、それぞれに遺伝素因と環境要因があると考えられています。また、それぞれの患者さんで分泌障害と抵抗性の重みが異なります。糖尿病の原因は本当に複雑です。

2型糖尿病

糖尿病は古くからある疾患ですが、日本における糖尿病認定第一号患者は、平安時代の藤原道長と考えられています。関白にまでのぼりつめ娘を皇后にまでした、時の権力者でした。彼には、叔父や甥が、「水を飲みきこしめし」と書き残されているように糖尿病の家族歴があります。『小右記』という書物によると、彼自身、五三歳のころ「頻りに漿水を飲む。就中近日昼夜多く飲む。口乾き力無し。食は例より減ぜず」と書かれており、糖尿病の古典的症状である口渇、多飲多尿、脱力感を訴えています。また、合併症もあったようで、「胸病はなはだ重し」、さらに

表1　日本人の摂取栄養素の変遷

	平安時代	江戸時代	昭和53年
エネルギー	1562.4	1843.6	2116.3
蛋白質	210.0	200.0	320.0
内家畜肉	5.0	10.0	159.2
脂肪	140.0	180.0	492.3
内家畜肉	0.9	9.9	240.3
糖質	1260.0	1463.6	1304.0

（単位kcal）

（石毛直道監修「食の文化：人類の食文化」味の素食文化センター、1998より引用、改変）

その後「心神常のごとし、しかし二、三尺相去る人の顔見えず、ただ手に取るもののみこれをみる」（『御堂関白記』）と、著しい視力障害をきたしていることがうかがえます。最後は、皮膚の感染症を合併し、意識障害をきたし死亡しています。

道長にみられた症状、経過は、糖尿病に典型的なものです。糖尿病は、現在のように検査が発達していなかった昔には、このような症状がでて、はじめて気づかれた疾患です。しかし先程も述べましたが、現在では血液や尿検査により、糖尿病は非常に早期に診断されます。糖尿病は「症状のないのが症状」といわれており、道長のような症状が出る場合は、かなり進行していると考えられます。

日本の糖尿病患者は、戦後高度経済成長とともに増加の一途をたどり、日本人は総道長化したといってもいいような状況です。現在、糖尿病患者はおよそ六九〇万人、予備軍もほぼ同数いると推測されています。言い換えると、四〇歳以上では、約七人に一人が糖尿病であるという勘定になります。

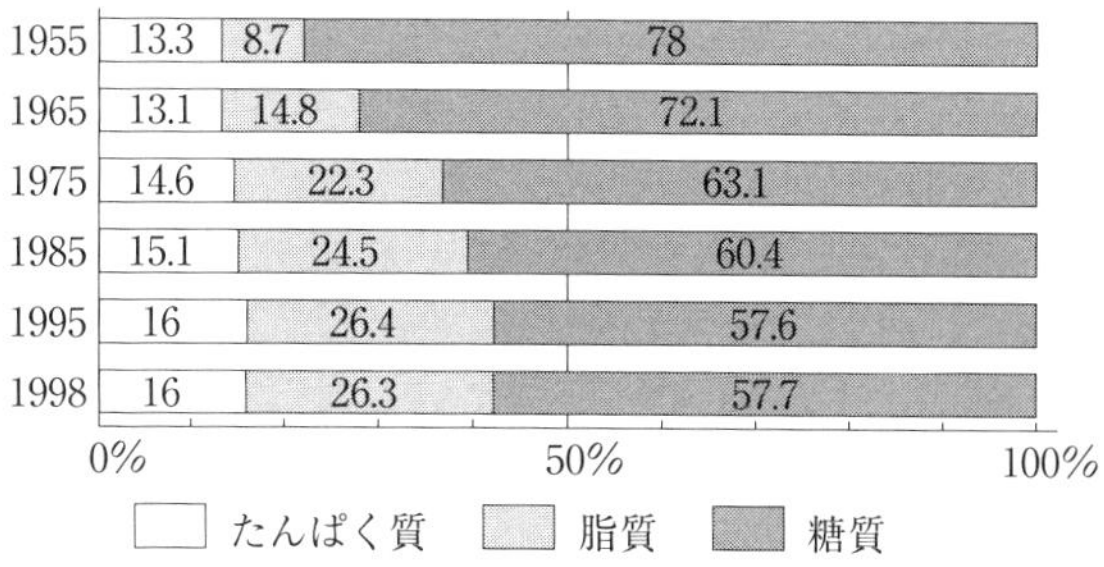

図3　日本人におけるエネルギーの栄養素別摂取構成比の年次推移
（国民栄養調査結果より）

2型糖尿病の増加

糖尿病は、どうしてこのように増加してきたのでしょうか。

糖尿病は、遺伝素因と環境要因が複雑に関連しておこってくる疾患です。日本人は、もともと糖尿病にかかりやすい遺伝素因をもっていた可能性があります。しかし、ここしばらくの間に、遺伝素因が大きく変わったとは考えられません。環境要因、すなわち食習慣や運動習慣の変化が、糖尿病の増加をもたらしたと考えるのが自然です。

ではまず、前者の食習慣という点から考えてみましょう。今と昔では食事は大きく変わりました（表1）。道長のいた平安時代から戦後まもない頃まで、日本人はコメなど穀類を中心とした、脂肪の少ない食事を続けてきた民族といえます。ところが、高度経済成長とともに、肉類や乳製品が増加しました。動物性たんぱく質や、動物性脂肪が増加してきたのです。

脂肪の摂取エネルギー量に占める割合は、二六〜二七％あります。厚生労働省は、二〇〜二五％になるよう勧告しています。ちなみに、日本人一人が一年に食べる肉の量は、昭和三〇（一九五五）年で三・二キロ、平成九（一九九七）年には約三〇キロと、四〇年で一〇倍になっています（図3）。

このように、動物性たんぱく質の量が増えたことは、寿命の延長や体格の向上などたしかに利点もあります。しかし一方では、動物性脂肪も同時に増加することになり、これが結果として糖尿病をはじめとする生活習慣病の増加をもたらしているのです。

とくに若者の脂肪エネルギー比は三〇％をこえており、これらの世代が四〇～五〇歳代になってきたとき、糖尿病や動脈硬化などが今以上に重要な問題となることが予想できます。

次に、運動習慣という点から考えると、歩かなくなった、動かなくなった日常生活が、糖尿病の増加をもたらしています。国民栄養調査によると、日本人はそれでも平均七〇〇〇歩から八〇〇〇歩、歩いています。しかし、それより少ない人もかなりの数にのぼります。たとえば、家から会社は車通勤、仕事はデスクワーク。このような生活の人では、一日二〇〇〇～三〇〇〇歩しか歩いていません。また、普段の生活では、いたるところにエスカレーターがあるのが目に付きます。高齢化社会をむかえての便宜が、若い人まで争うように、その前に行列をつくって階段をあがろうとしません。

糖尿病ほど、生活習慣が治療や予防に大きな影響をもっているものはありません。糖尿病の食事療法や運動療法を知ることは、生活習慣病一般の予防対策になります。

1型糖尿病――もう一つの糖尿病

先ほど述べましたように、インスリンを分泌する膵臓のβ細胞が自己免疫という原因で破壊されるため、インスリンがほとんどなくなってしまう糖尿病があります。多くは、子どもから思春期に発症します。インスリンは、他に代わるもののないホルモンであり、インスリンが高度に不足する1型糖尿病では、放置すると糖尿病性昏睡をおこし死亡します。実際一九二一年、バンティングとベストが、膵臓からインスリンを抽出するのに成功するまでは、1型糖尿病と診断することは死を意味していました。それまで唯一の治療法は、絶食療法、すなわち何も食べないことでした。インスリン抽出の成功は二〇世紀における医学の進歩の中でも特記すべきものです。インスリン発見により、バンティングはノーベル賞を受賞しました。同時に受賞したのは、研究室を提供したマクラウド教授で、共同研究者のベストはノーベル賞をもらえませんでした。バンティングは、1型糖尿病で亡くなった幼なじみがいたそうです。インスリン発見をめぐる人間ドラマは、『インスリン物語』(医歯薬出版、二〇〇二)にくわしく描かれています。インスリン注射によって昏睡による死はなくなりましたが、1型糖尿病の患者さんは一生インスリン注射を続けなくてはなりません。それも一日二~四回注射しながら生活しているのです。

糖尿病をもち、インスリンをうち続けながら、多感な青春期を送る若者には、就職や結婚・出産などの問題が待ちかまえています。京大薬学部を卒業し製薬メーカーの就職面接で、インスリン注射についていろいろ尋ねられた人がいます。臨床検査技師として病院に勤めようとしたとき、健康診断でだめだといわれた人がいます。病院や製薬企業でさえこのような状態であることを考えると、1型糖尿病に対する社会の理解を深める努力が必要であると痛感します。

私の講義では、少し古くなりましたが、1型糖尿病をあつかったドラマを、学生さんに見てもらっています。みんなその講義で、初めて若い人の糖尿病、1型糖尿病の存在を知ったと感想を述べています。毎年行っているので、もう何千人の人にみてもらったかわかりません。生活習慣病とは無関係の、もう一つの糖尿病があることを、ぜひみなさんにも知っていただきたいと思います。

第5章　ひとり暮らしの食生活

大学に入学して初めて親元をはなれる人も多いことでしょう。入学後しばらくは自炊していた学生も、学校に慣れクラブ活動やアルバイトを始めると、だんだん外食が増えてくるようです。アンケートをとると学期の前期と後期では、自炊する学生の割合がまったくちがってくるのに驚かされます。

朝食抜きの人が増えています

食生活は朝食から始まります。しかし現状では朝、食事をとらない人が大変増えています。国民栄養調査によると、朝食をほとんど食べる習慣がない二〇代の若者は四〇％に達します。年齢が上がるにつれその割合は減少しますが、四〇～五〇代の中年でも二〇％前後の人は朝食抜きの生活をしています（図1）。その理由はいろいろあるでしょう。学生さんのなかには一時間目は自主的に受講せず、「朝はゆっくり寝る」という人もいるでしょう。中高年の人のなかには、遠距離通勤で朝早く家をでるので朝食を食べられないという人もいると思います。最近では、単身赴任中で朝食を抜かすという人も増えているようです。

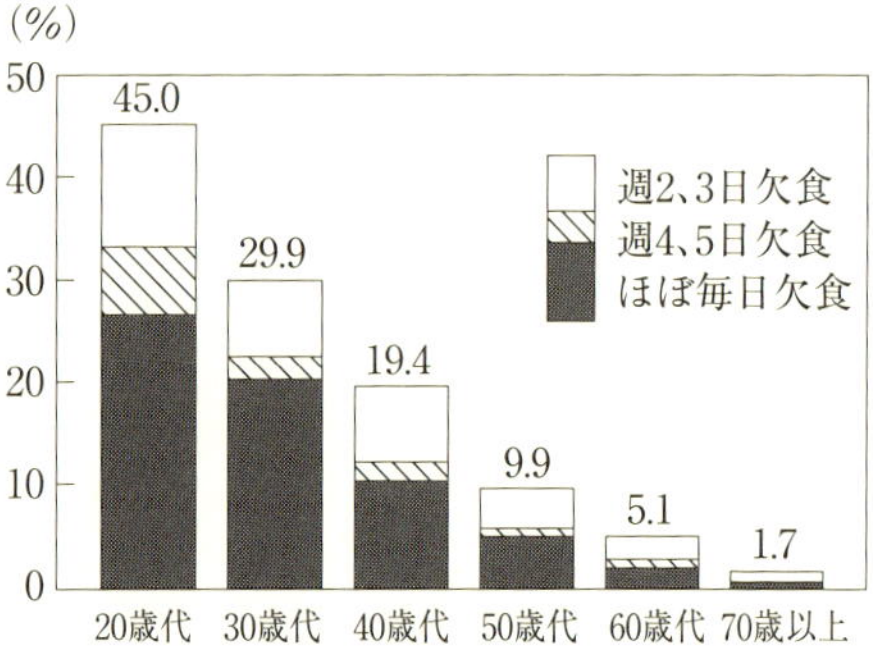

図1　朝食の欠食頻度の状況（男）
（平成9年度 国民栄養調査）

まずは朝食を食べよう

朝食は英語でbreakfastといいます。fastは絶食を意味します。breakはコーヒーブレイクのブレイクです。つまり朝食をとるということは、体が絶食モードを断ち切るということなのです。脳が働くには、ブドウ糖が必要であることは糖尿病の章（第4章）で述べました。前日の夕食後何も食べないでいると、体はエネルギー源であるブドウ糖をいろいろな形でひねり出そうとします。

もう少しくわしくいえば、朝食を食べないでいると、初めのうち体は糖の貯蓄型であるグリコ

表1　自治医大における朝食摂取者と欠食者の学業成績

	欠食者	摂取者	統計的な有意性	
■1978年	n＝85	n＝17	（P：判断を誤る確率）	
学業成績	71.51±5.50	75.74±5.35	P＜0.01	（百点満点）
成績順位	58.1±29.8	35.9±29.6	P＜0.01	（最下位は102番）
年間欠席*	87.3±50.9	53.7±44.3	P＜0.05	
■1979年	n＝64	n＝42		
学業成績	72.9±4.53	75.29±4.66	P＜0.02	（百点満点）
成績順位	59.4±30.61	44.1±28.9	P＜0.02	（最下位は106番）
年間欠席*	89.2±43.8	63.4±35.7	P＜0.05	

※総時限数　1時限100分、全寮制、全科必修、男子204人　女子4人

（香川靖雄他：栄養学雑誌，38巻，283頁〔1980〕を改変）

ーゲンを分解してブドウ糖をつくります。さらに絶食時間が長くなるとアミノ酸などを材料にブドウ糖は作られます。朝食ぬきで昼まで勉強や仕事をしているとすれば、体はこのようなやりくりをし続けなければなりません。朝食にごはんやパンといった炭水化物を食べると、それが消化吸収されブドウ糖がそのまま使われることになります。

朝食摂取の有無が、学業成績に影響するというしっかりとしたデータがあります。香川靖雄女子栄養大学副学長が、以前教授をしておられた自治医科大学で、朝食を食べている学生と食べていない学生の学業成績を比較されました。この医大では全寮制のため食事についてこのような研究ができたのです。その結果、朝食摂取者の学業成績は欠食者より有意に成績がよく年間欠席数も少ないことがわかりました（表1）。ちなみに平成一五

年春に行われた医師国家試験でこの大学は唯一合格率一〇〇%でした。これも朝食を食べる伝統の効果でしょうか。

一方、アメリカハーバード大学医学部では朝食と学業成績の関係のみならず朝食と心理的、精神医学的な変化の関連を調査しています。それによると、朝食を食べている学童は数学の成績がよいだけでなく、いろいろな問題行動が少ないということがわかりました。このようなしっかりとした調査研究は非常に強力なパワーをもっています。たとえば米国においてそのデータをみたある議員が「学校朝食は米国の学童の育成と教育の最良の方法の一つである」と議会で講演し、そこから学校朝食が始まったという経緯があります。

子どもの「ひとり食べ」(孤食)

下宿している大学生がひとりで食べるのは仕方ありません。余談ですが、調査してみると自宅から通学している学生さんでも、朝起きるのが遅くひとりで食べている人も結構いるのが実情です。ですが、ひとまずここで問題になっているのは、小中学生の子どもたちです。子どもたちの「ひとり食べ」が非常に増えています(図2)。これをみるとどうやら朝食だけでなく夕食も子どもだけでという家庭が増えているようです。一昔前、一家団らんの夕食が普通でした。ところが両親が共働き、さらに通勤時間が長いので親は朝早く家をでる。そして夕方はその逆で両親の帰

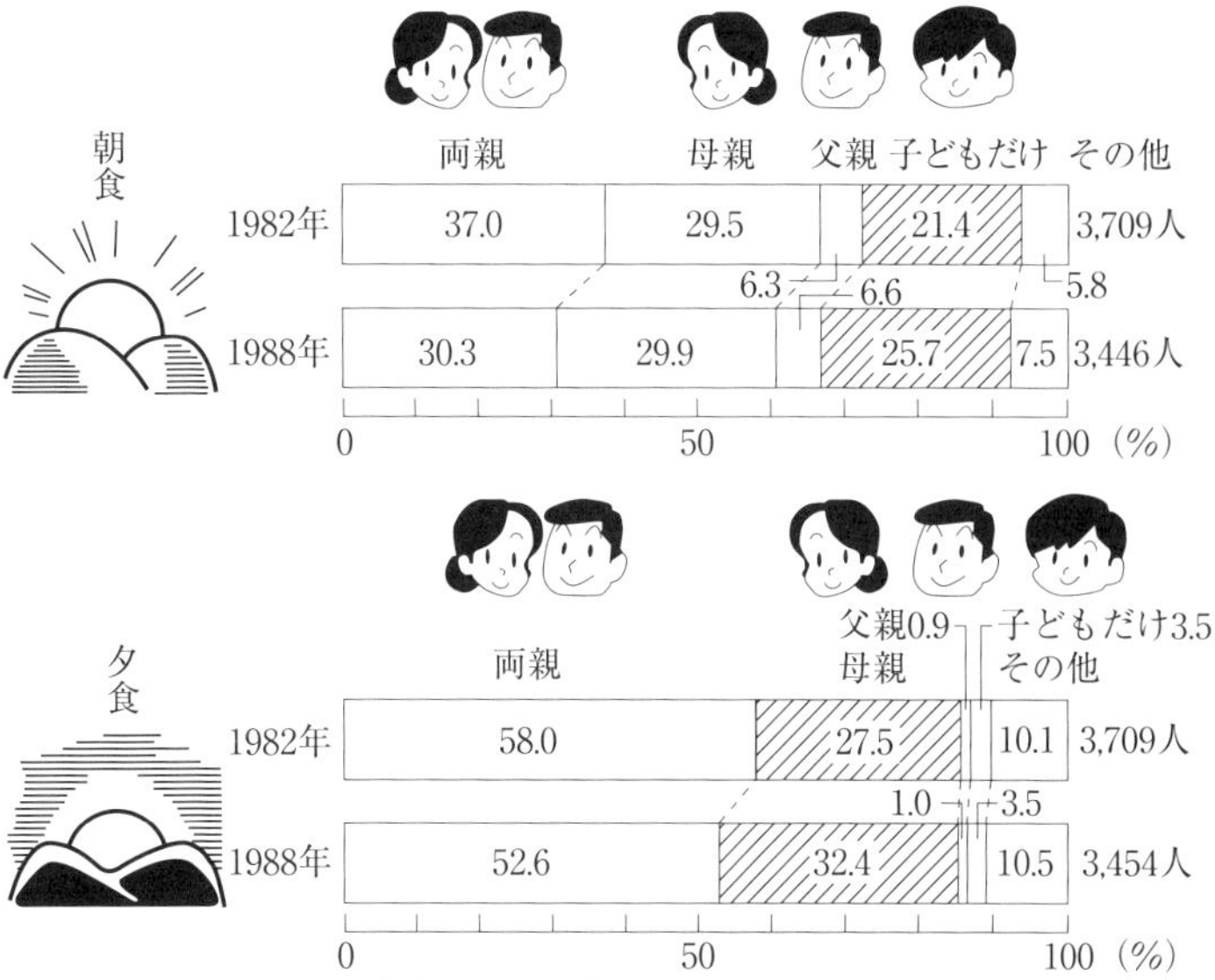

図２　食事を一緒に食べる人（6年後の比較）
（厚生省：国民栄養調査より）
（『子どもの食生活処方箋』南江堂より）

宅が遅い、子どもは子どもで塾がある、などなどさまざまな社会的環境の変化が「ひとり食べ」に関係しているのです。

「ひとり食べ」がなぜ悪いのかという意見もあるでしょう。しかし、この問題は大変重要です。以前からこの問題に取り組んでおられる女子栄養大学の足立己幸先生は、子どもの「ひとり食べ」は子どもの心身の健康に大きな影響を及ぼすことを強調しておられます。さまざまな調査結果を見ても「栄養のバランスが悪いケースが多い」「子どもの食欲に影響がある」「食事を味わって食べなくなる」、「食事をつくることへの参加が少ない」「食事と間食の垣根がなくなっていく」など、「ひとり食べ」の問題は多岐にわたっています。

日本でもアメリカのように学校朝食が始まり、家族ではないにしろ仲間と毎日朝食を食べることで、子どもや学校が良い方向に向かっていくかもしれません。

どんどん遅くなる夕食、増える夜食

それでは次に夕食について考えてみましょう。日本人の夕食時間は一〇年前と比べると随分遅くなっています。昭和六〇年頃は七時前に夕食を終えている家庭が約六〇％でした。現在では七時前に夕食を終えている家庭は約四〇％に減少し、夕食が八～九時になっているのが約四〇％です。もっと遅く一〇時以降というのも少なくありません。こうなると夕食というより夜食です。翌日の朝食がとりにくくなるのもうなずけます。

また、夜食はより太りやすくなります。食後吸収された糖分や脂肪分は、夜間は体で使われないので、余ったエネルギーは蓄えにしてしまうからです。いったん食事をとると、ふたたび消化管がからっぽにもどるのに数時間はかかります。よく健康診断などで「朝ご飯を食べないできてください」といわれます。このような場合は、食後八～一〇時間程度経過していることが期待されているのです。

毎日規則正しい時間に食事をとっていると、消化機能にもリズムができてきます。そろそろ食事が入ってくる時間になると消化吸収の準備が始まります。そのときに予定通りに食事が入ると、消化吸収がスムーズにすすむのです。しかし、せっかく準備をしていても食べ物が入ってこないと次第に体は準備をやめてしまうのです。

多くの野生動物は餌を食べた後ほかの動物が襲ってこないよう気遣いながら眠るそうです。それは今食べたばかりの餌を、できるだけ体に貯めておこうとする行動と考えられます。野生動物は次いつ餌にありつけるのかわからないので、この行動は合理的といえます。人間の夜食は、野生動物の「食べて寝る」という点では同じです。しかし人間は動物のように体に貯めこむ必要はありません。人間でもけがや手術の後などに食べて眠るのは理にかなっているといえますが、そうでなければ現代人は夜食をする必要はないのです。

食べる量と質——日本人食事の現状

食べる量であるエネルギーは、キロカロリー（kcal）で表します。他の分野ではエネルギーの単位をジュール（J）に変更しましたが、栄養学ではキロカロリーという単位がそのまま使われています。それだけキロカロリーという名称が浸透していたのです。

栄養素は三大栄養素と微量栄養素、食物繊維に分けられます。三大栄養素とは炭水化物、たん

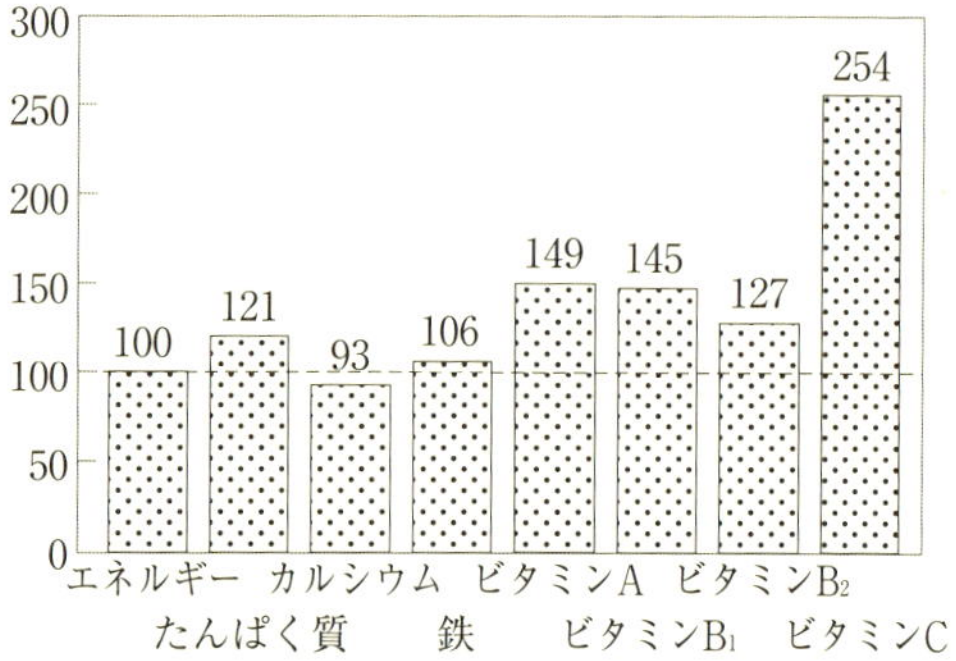

図3　栄養素等摂取量と調査対象の平均栄養所要量との比較（調査対象の平均栄養所要量＝100）
（平成10年　国民栄養調査）

ぱく質、脂肪です。微量栄養素はビタミン、ミネラルです。食物繊維は通常ヒトの消化管では消化吸収されません。

食事は時代とともに変化しますが、現代の日本人が食べている摂取エネルギー量や栄養素はほぼ適正と考えられています。ただ、これはあくまで平均した数値です。平成一二年の国民栄養調査によると、摂取エネルギー量は平均一九四八キロカロリーで、昭和五〇（一九七五）年の平均二二〇〇キロカロリーをピークに少しずつ減少傾向にあります。他の栄養素もほぼ必要所要量を満たしています（図3）。

そのような中で日本人に欠乏しがちなのはカルシウムです。一五歳から四〇歳代でみると、男性のカルシウムの充足率は約八〇％、女性では約七〇％です。若い女性では、カルシウムと同時に鉄の摂取も少ないのです。女性の場合若いころからコツコツ、カルシウムを摂って強い骨をつくっておくことが健康な子どもを産み、老後の骨粗鬆症を予防するために大変重要です。

ヨーロッパは大理石の国、日本は火山灰の国です。ですから日本では水、土壌にカルシウムが少なく、摂取するのが難しいのです。カルシウムを補うのには牛乳、乳製品が効果的です。

摂取エネルギー量に占める三大栄養素の割合の変遷を五三頁図3に示しました。昭和五〇（一九七五）年以降続いていた炭水化物の減少、脂肪の増加に歯止めがかかったといえます。しかし、脂肪の割合は厚生労働省が勧告している二五%を上回っています。穀類とくにコメ類からのエネルギー量が減少しています。いわゆる米離れです。一昔前は、家でお客をもてなすのに「ご飯ならいくらでもおかわりがありますよ」というのが一般的でした。ごはんを食べるためにおかずがあるという時代でした。ご飯に含まれるたんぱく質が貴重なタンパク源だったのです。ところがこのごろでは「ごはんは残していいからおかずは全部食べなさい」という時代です。主食としての穀類を適量食べることが三大栄養素の比率を適正にすることにつながるのです。

若い世代の食事

一〇代から二〇代の若い世代の食事をみると摂取量が多いのは油脂類、肉類、少ないのが緑黄色野菜などの野菜類、海草類、魚介類です。とくに若者の脂肪摂取は欧米なみで、エネルギー比で三〇%を超える者も少なくありません。このままでは血液中のコレステロール値が増加し、彼らが中年になったころ糖尿病や心筋梗塞が今以上に増加することが懸念されます。

少々栄養の偏りがあったとしても、若い間にすぐ病気に直結することは少ないでしょう。しかし、その食習慣を積み重ねることは、知らず知らずのうちに生活習慣病へとつながっていくことに他なりません。

食事は「何を食べるのか」がもちろん大切ですが、「どう食べるのか」もそれに劣らず重要な問題です。衣食住を共にするのが家族です。昔浴衣や着物は家で縫うものでした。しかし今では衣服は買ってくるものになっています。食事も、昔は材料から家庭でつくるのがあたりまえでした。現代では外食産業が幅をきかせ、中食と呼ばれる半調理品も人気です。念仏料理といわれるものも便利で重宝されています。念仏料理って？　レンジでなんでも「チーン」とすればできあがりの料理です。便利になるのは悪いことではありません。「衣」が家から外部化したように、「食」も外部化しています。しかもそれを家族が思い思いに別々で食べるというのは寂しくないでしょうか。家族そろって食卓を囲む意味を、もう一度考え直す時期にきていると思います。

食については第9章でもう一度考えることにします。

第6章　アルコールとタバコ

大学生になると二〇歳になっていないのに、アルコールやタバコと接する機会が増えてきます。なかには大学入学を機会に、それらをやめるという猛者もいます。ここではアルコールとタバコについて考えてみましょう。

酒は百薬の長

兼好法師が書いた『徒然草』に「酒は百薬の長」とあるそうです。この言葉は大変有名ですが、その続きを知らない人は多いと思います。「酒は百薬の長とはいえ、よろずの病は酒よりこそ起これ」。ここで知ってか知らずか、酒は食べ物・飲み物でなく「薬」という扱いにしていることに注目して下さい。これは非常に意味があることなのです。このことを頭のすみに置きながら、この章を読んで下さい。

アルコールは悪いことばかりでない

アルコールはタバコと違い、「悪い」とは一概に言えないところがあります。アルコールには、気分転換、ストレス発散効果、そして適度の量のアルコールを食前酒として飲むと食欲を増進させる効果もあります。

少量のアルコールを飲む習慣がある人は、まったく飲まない人より寿命が長いという報告もあります（図1）。適度のアルコールは善玉コレステロールを上昇させるといわれています。

ここでコレステロールについて少し説明しておきます。コレステロールは動脈硬化の危険因子として目の敵にされていますが、コレステロールは体にとってなくてはならないものです。コレステロールは体をつくる細胞の膜にも含まれており、ステロイドホルモンや男性・女性ホルモンもコレステロールを材料につくられます。コレステロールは、体中の細胞が必要としています。

食事から入ってきたコレステロールや、肝臓で合成されたコレステロールを運搬するのが、LDLといわれるリポたんぱくです。これが多いとコレステロールが細胞にたまりやすいので、そこに含まれるコレステロールは、悪玉コレステロールと呼ばれています。

逆に、血管などの細胞で余ったコレステロールは、肝臓に送り返されます。この運搬車の役目を果たすのが、ＨＤＬです。これが多いと血管などにコレステロールがたまらなくなるのでこの中のコレステロールは、善玉コレステロールと呼ばれます。

元来、コレステロールには善玉も悪玉もないのですが、運搬車が肝臓から出ていくものか、肝臓に戻るものかによって区別されるのです。

アルコールは、その善玉コレステロールを増やします。あとで述べるタバコは善玉コレステロールを減らすのです。

またアルコールが体に良いという話としてフレンチパラドックスが以前話題になりました。フレンチパラドックスとはフランス人の食事は脂肪が多いのに虚血性心臓疾患が少ないという現象のことです。その原因を追究すると、フランス人が愛飲する赤ワインに含まれるポリフェノールにありました。それで一時日本でも赤ワインがブームになりました。ポリフェノールとは、赤色色素のアントシアニン、タンニン、カテキンなどの総称で、強力な抗酸化作用をもっています。赤ワインはブドウの果皮、種子を含んだまま発酵させるので多量のポリフェノールを含んでおり、動脈硬化の原因となるＬＤＬの酸化変性を防ぐ可能性があり

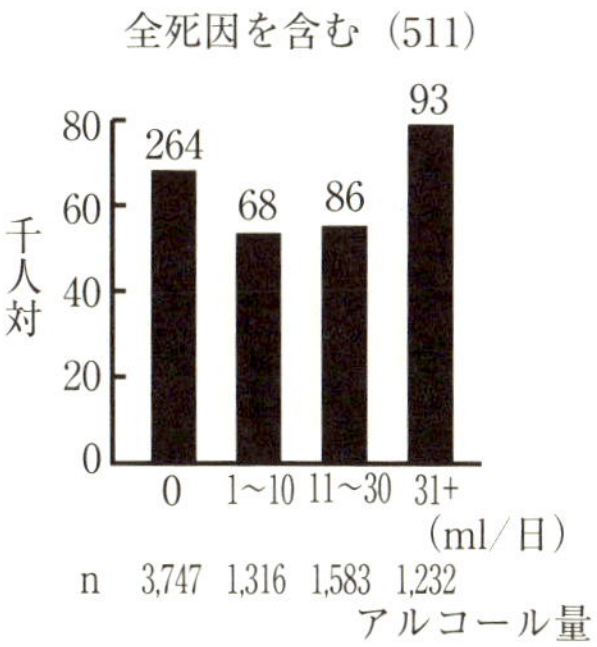

図１　アルコールと死亡
（Amer. J. Med. 68：164. 1980）

表１　アルコール飲料

食品名	1単位80kcal		常用容量（ml）	備考
	（ml）	糖質（g）		
ビール	200	6	1本（大）633　（中）500　（小）330 かん（普）350　（ロング）500	
ぶどう酒（ワイン）	100	2	ワイングラス1杯60	
日本酒	70	3	1合180	一級
しょうちゅう（甲類）	40	0	1合180	35度
ウイスキー	30	0	ウイスキーグラス1杯30	一級

（『糖尿病食事療法のための食品交換表6版』文光堂より、一部著者改訂）

ます。「肉料理には赤ワイン」といわれるのも、肉に含まれる飽和脂肪酸によりＬＤＬが増加したときには、赤ワインを飲んでいくらかでも酸化ＬＤＬを防ぐという知恵なのでしょう。しかし、ポリフェノールは赤ワインだけに含まれるのではありません。日本の代表的な飲み物であるお茶にも多く含まれることを知っておいて下さい。赤ワインのポリフェノールにこだわりすぎるのはどうかと思います。心臓病防止には運動や野菜の摂取などワインより優れた方法があるのですから。

アルコールは、度をこすともちろん害があります。ちなみにフランスでは肝硬変などの肝臓疾患が非常に多いのです。また、精神疾患の約三分の一はアルコール依存症です。世界保健機構（ＷＨＯ）による二〇〇二年版の世界保健報告によると、先進国で寿命を縮める要因はタバコ、高血圧、アルコールであると指摘されています。

アルコールは高カロリー

アルコール一グラムは、約七キロカロリーになります。日本酒一合、ビール大瓶一本が、純アルコールで二〇～二四グラム含まれています。ウィスキーダブル一杯、ワイングラス二杯もほぼ同量のアルコールを含んでいます。

表1は糖尿病食事療法のための食品交換表から引用したもので、一単位とは八〇キロカロリーを意味します。ごはん茶碗軽く半膳、六枚切り食パン半分が一単位です。ビールだとコップ一杯二〇〇ミリリットルが一単位ですから、大瓶一本飲むと約三単位、すなわちご飯一膳半のエネルギーとなります。日本酒一合も、大体同じエネルギー量です。ビールやお酒が案外高カロリーだということがわかっていただけたと思います。

飲んだアルコールのゆくえ

口から入ったアルコールは胃でも吸収されますが、多くは小腸で吸収されます。その後、一部は呼気や尿から体外へ出ていきますが、九割以上は肝臓で代謝されます。肝臓での代謝経路は、大きく分けて二つあります。

(1) アルコールの正規の代謝経路

アルコールは二つの酵素によって分解されます。アルコールは肝臓に入るとまずアルコール脱水素酵素によってアセトアルデヒドになります。アセトアルデヒドはアセトアルデヒド脱水素酵素により酢酸になります。このアセトアルデヒドが、二日酔いをひきおこす物質なのです。その後肝臓で作られた酢酸は、健康な人では主に筋肉で炭酸ガスと水に分解されます。ですから代謝の面からいってアルコールは運動をして筋肉を使ったあとに飲む方が望ましいのです。

アルコールの分解速度は、おおよそ一〇〇～二〇〇ミリグラム／キログラム／時です。

体重六〇キロの人であれば一時間で六〇〇〇～一二〇〇〇ミリグラムすなわち六～一二グラムのアルコールを分解することができます。先ほども述べましたようにビール大瓶一本には約二〇～二四グラムのアルコールが含まれているので、このアルコールが全部分解されるのに、およそ二時間から四時間かかるのです。もちろん個人差もありますがこれについてはあとでもう一度ふれることにします。

(2)　メーオス　MEOS (Microsomal Ethanol Oxidizing System)

肝臓には、もう一つアルコールを分解する経路があります。ミクロゾームエタノール酸化系、通称メーオスと呼ばれる系です。ミクロゾームというのは細胞内小器官の一つで、薬物代謝酵素が局在しています。この経路は、通常アルコール代謝の二〇～三〇％を担当しています。しかし、アルコールを連日のように飲んでいると酵素が誘導され代謝速度が速くなり、この経路でアルコールの五〇％が代謝されるようになります。これが「酒に強くなる」ということです。

注意してほしいのはこの代謝経路はアルコール専用の経路ではないことです。メーオス系の誘導は同時に他の薬物代謝性酵素の誘導を伴います。たとえば、昔から大酒飲みは麻酔が効きにくいといわれるのもアルコールを常用していると麻酔薬が早く分解されてしまうからです。また血中にアルコールが存在すると、薬物が少量でも作用が出てしまうことになります。これはアルコールと薬物の両者が拮抗して、薬物の代謝が遅くなるためです。アルコールとある種の睡眠剤が非常に危険な精神作用をもたらし話題になったこともあります。アルコールとクスリは、一緒に飲まないようにして下さい。

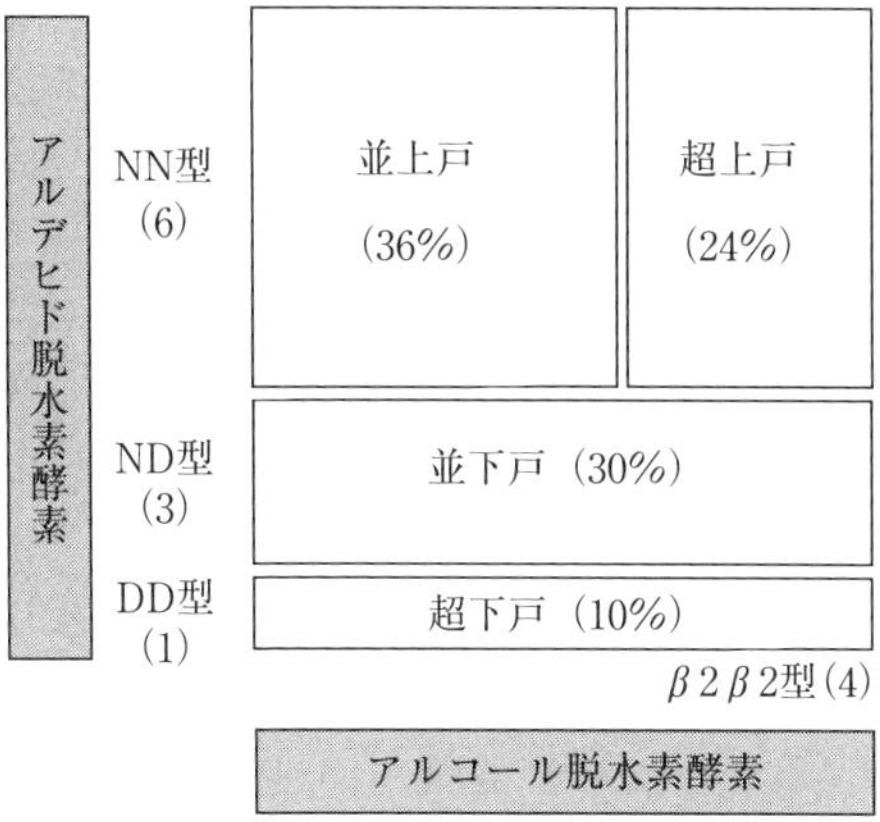

図2　上戸・下戸と酵素型の関係

日本人は超上戸から超下戸まで幅広く分布する

アルコール代謝には、アルコール脱水素酵素とアセトアルデヒド脱水素酵素の二つの酵素が関与していることはさきほど述べた通りです。これらの酵素には、アイソザイムがあることがわかっています。アイソザイムというのは、同じ反応を触媒しながら構造や反応速度が異なる酵素のことをいいます。アルコール脱水素酵素（ADH）にはADH1、ADH2、ADH3のアイソザイムがあります。またアセトアルデヒドには、NN型、ND型、DD型のアイソザイムがあります。それぞれ脱水素の作用の強さに差があるのです。

アルコールが酢酸に早く代謝されると楽ですが、アセトアルデヒドで分解が止まってしまうと悲劇です。二日酔いの激しい状態を思い浮かべて下さい。DD型の人は、アセトアルデヒドを酢酸に変換できないのです。図2の超下戸がそれにあたります。このような人が日本人では約一〇％います。

日本人を含むアジア人は、非常にアルコールに強い遺伝子をもっている人からまったく飲めない人まで幅広くいます。欧米人は一定程度まで飲める遺伝子をもっています。

ですから、アルコールの無理強いは決してしてはいけないことをよく覚えておいて下さい。

アルコール・ハラスメント

私の研究室に非常によく食べよく研究する大学院生がいました。しかしアルコールがまったくだめでした。大学に入りクラブのコンパで先輩にアルコールを勧められ死ぬような思いを経験し、自分がまったくアルコールを受け付けないことを知りました。そこで、彼は自分で遺伝子を解析してみました。その結果彼は予想通りまったくアセトアルデヒドを代謝できない遺伝子の持ち主

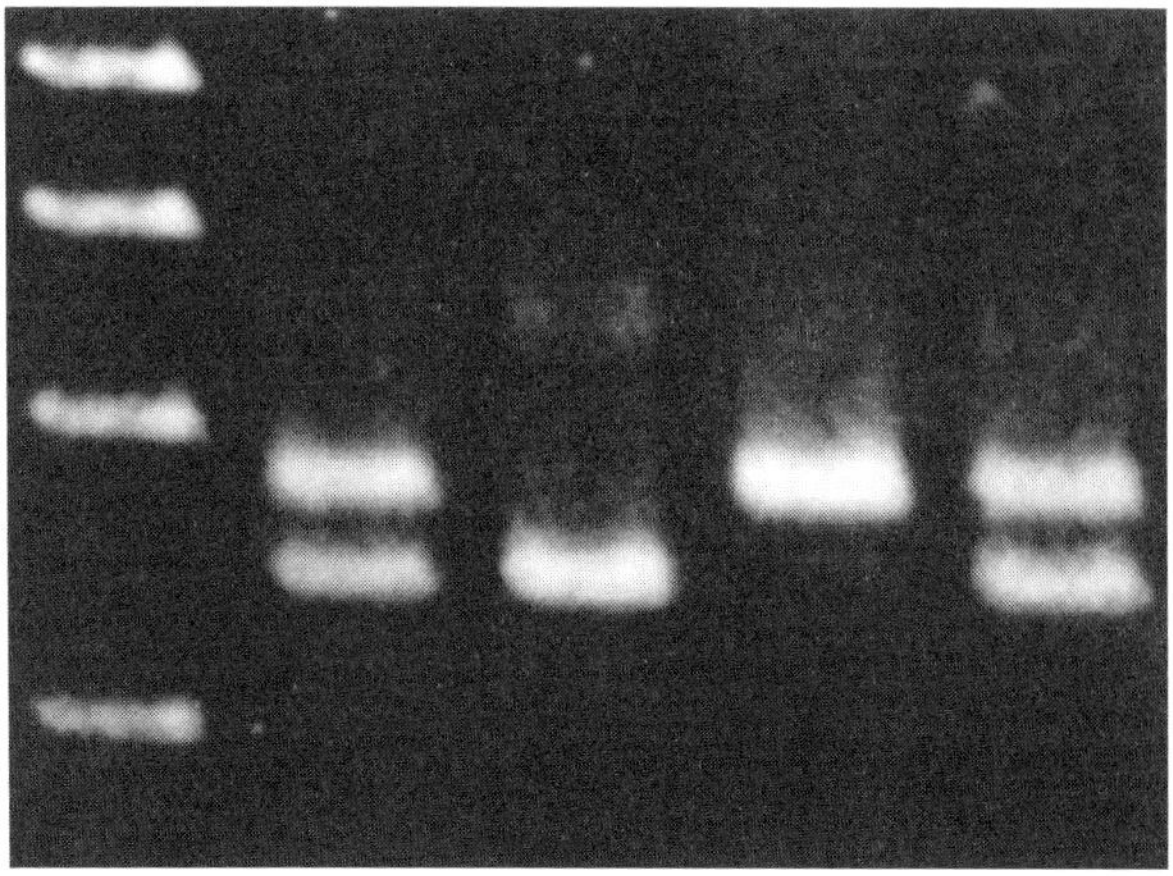

図３　アセトアルデヒド脱水素酵素の遺伝子解析

であることがわかりました。図３はその結果を示しています。私はその遺伝子解析の結果をＴシャツにプリントしてアルコールの席に臨むよう勧めました。現在彼は、ある大学のアルコールに強い教授のもとで助手として活躍していますが、その教授から「将来遺伝子治療で飲めるようにしてあげる」といわれているそうです。

超下戸にアルコールを無理強いすることは、場合によっては犯罪に問われかねません。酒に不慣れな新人にイッキ飲みをさせ、急性アルコール中毒をおこさせたら過失傷害罪（一〇年以下の懲役または三〇万円以下の罰金もしくは科料）、死亡すれば過失致死罪（二年以上の懲役）となります。また一緒に飲んで、泥酔した知人を放置して病気や凍死すれば、保護責任者遺棄致傷罪や致死罪になります。最近、ある大学の医学部の飲み会で死

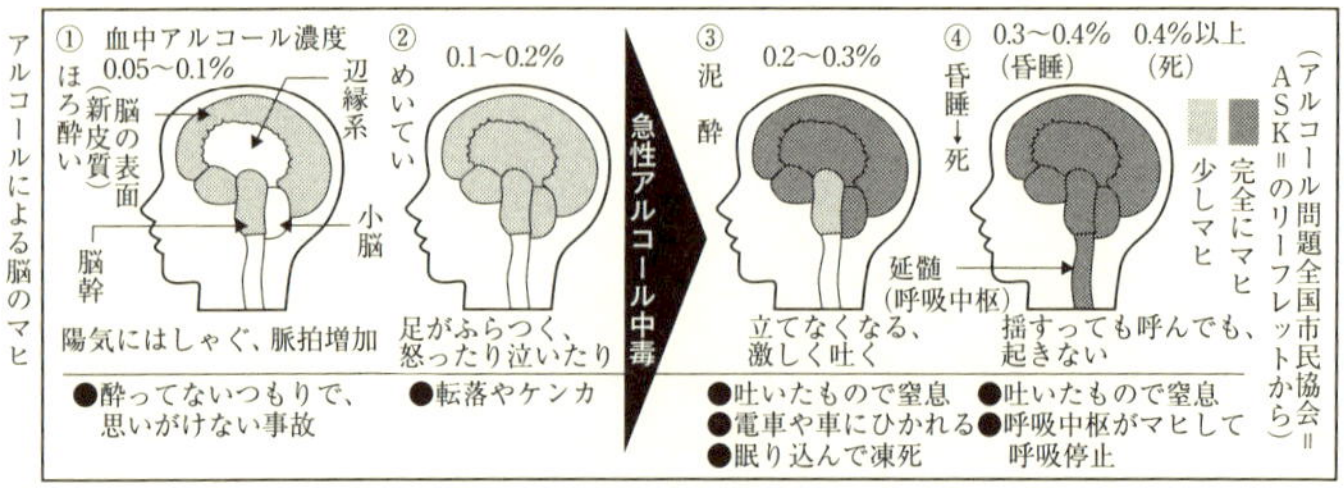

図４　脳の表面から中央部へとマヒ
（「泥酔」から「死」までの量が近接、危険量に個人差）

亡者がでて、一緒にいた教授が責任を問われた事件が報道されました。

急性アルコール中毒で死ぬな

アルコールは神経を麻痺させます。初めは脳の表面からそして次第に脳の中央部へと麻痺は進行していきます（図４）。日本酒一～二合程度のほろ酔い期には、脳の新皮質が麻痺していきます。新皮質は知性、創造といった働きの場所で、その下は辺縁系といわれ、喜怒哀楽の場所になります。新皮質の抑制がとれると「飲んで人が変わった」と呼ばれるように「陽気になる」「気が大きくなる」といった普段と違う一面がでてきます。しかし考えようによっては飲んでその人の本性がでてきたといってもいいのかもしれません。立てばふらつくようになったあたりが、ほろよい極期です。このあたりで切り上げるようにするのがいいでしょう。それ以上飲むとトラブルをおこしやすくなります。泥酔期から、さらに麻痺が脳幹部に及ぶと大変です。

脳幹部は生きていくのに必要な中枢がたくさんある場所です。呼吸中枢が麻痺すれば呼吸停止で死にます。血中アルコール濃度をみるとほろ酔い期〇・〇五～〇・一%、酩酊期〇・一～〇・二%、泥酔期〇・二～〇・三%、昏睡期〇・三～〇・四%で死に至るのは〇・四%以上です。泥酔期から死までの血中アルコール濃度にはさほど開きはありません。

かなり以前のことですが、大学に入学したての学生がイッキ飲みで死亡しました。その御両親が朝日新聞に「アルコールで死ぬことがあるなんて」と投書されました。新聞社はそれに答える形でそれから数年間、毎年春先に家庭欄で急性アルコール中毒にならないようキャンペーン記事を掲載していました。図4はその新聞記事から引用したものです。

急性アルコール中毒で死なないでほしい。

急性胃粘膜病変

アルコールで胃を悪くすることがあります。多いのは急性胃粘膜病変といわれるもので、胃カメラで調べるとびらん、発赤、出血がおこっています。

急性の胃潰瘍やびらん性胃炎などです。急に上腹部痛、吐き気、嘔吐がおこり、ときには吐血、下血を伴うことがあります。血液が胃酸のため茶褐色に変化し、コーヒー残渣様になります。便はタールのような色です。なかには嘔吐を繰り返すうちにマロリー・ワイス症候群をおこすこと

表2　正しいアルコールの飲み方

①	楽しい雰囲気で飲む。
②	酒の無理強いはしない。
③	時間をかけて飲む。
④	食べながら飲む。
⑤	飲酒量はビール1～2本、日本酒1～2合、ウイスキーダブル1～2杯までとする。
⑥	夜12時以降はやめる。
⑦	毎日続けて飲まない。
⑧	薬剤と一緒に飲まない。
⑨	強い酒は薄めて飲む。
⑩	楽しみとして飲む。

（アルコール健康医学協会）

があります。これは食道と胃の境目が切れた状態になり鮮血の出血になります。この場合は本人もびっくりして病院に行くので早目に処置を行えます。

嘔吐が始まっても意識がはっきりしているときはいいのですが、意識が低下している時は危険です。吐いた物を誤嚥したり窒息しないように横向きに寝かせてやることが大切です。またコートや毛布などをかけて保温することも忘れないようにして下さい。アルコールを飲むと血管が拡張するので体温が奪われます。戸外に放置すると凍死することがあります。お盆の送り火で有名な大文字山はさして高い山ではないのですが、冬に酔っぱらった大学生が登り凍死したことがありました。多分山の上でうとうとしてしまったのでしょう。

アルコールは上手に楽しむこと

とにかく楽しいはずのアルコールで体をこわしたり、

表3　KAST（久里浜アルコールスクリーニングテスト）の質問表

	最近6カ月の間に次のようなことがありましたか	回　答	点数
1	酒が原因で、大切な人(家族や友人)との人間関係にひびがはいったことがある。	ある ない	3.7 －1.1
2	せめて今日だけは酒を飲むまいと思っても、つい飲んでしまうことが多い。	あてはまる あてはまらない	3.2 －1.1
3	周囲の人（家族、友人、上役など）から大酒飲みと非難されたことがある。	ある ない	2.3 －0.8
4	適量でやめようと思っても、つい酔いつぶれるまで飲んでしまう。	あてはまる あてはまらない	2.2 －0.7
5	酒を飲んだ翌朝に、前夜のことをところどころ思い出せないことがしばしばある。	あてはまる あてはまらない	2.1 －0.7
6	休日には、ほとんどいつも朝から酒を飲む。	あてはまる あてはまらない	1.7 －0.4
7	二日酔いで仕事を休んだり、大事な約束を守らなかったりしたことがときどきある。	あてはまる あてはまらない	1.5 －0.5
8	糖尿病、肝臓病、または心臓病と診断されたり、その治療を受けたことがある。	ある ない	1.2 －0.2
9	酒がきれたときに、汗が出たり、手がふるえたり、いらいらや不眠など苦しいことがある。	ある ない	0.8 －0.2
10	商売や仕事上の必要で飲む。	よくある ときどきある めったにない	0.7 0 －0.2
11	酒を飲まないと寝つけないことが多い。	あてはまる あてはまらない	0.7 －0.1
12	ほとんど毎日3合以上の晩しゃく（ウイスキーなら1／4本以上、ビールなら大びん3本以上）している。	あてはまる あてはまらない	0.6 －0.1
13	酒の上の失敗で警察のやっかいになったことがある。	ある ない	0.5 0
14	酔うといつも怒りっぽくなる。	あてはまる あてはまらない	0.1 0

[判定] ≧2　重篤問題飲酒群
2～0　問題飲酒群
0～(－5)　問題飲酒予備群
≦(－5)　正常

死んでしまってはなんにもなりません。表2は心得ごとをまとめたものです。

この章では、アルコールの急性の話をしました。慢性アルコール中毒、アルコール依存症は本人や家族にとっても悲劇です。ここではWHOの協力機関である久里浜病院のアルコール依存症の質問表をあげるだけに留めます（表3）。

タバコ

アルコールとならんで大学生になると始めるものがもう一つあります。

それはタバコです。タバコが、がんや動脈硬化にとって重要な危険因子であることはすでに述べました。一日五〇本以上の喫煙者ががんにかかる確率は、タバコを吸わない人のおよそ三五倍で、がん疫学の専門医平山雄博士は「喫煙するかしないかは、車道の真ん中を歩く人と歩道を歩く人が事故にあう確率ほどの差がある」と述べておられました。タバコは狭心症や心筋梗塞の危険因子であるだけでなく、下肢の動脈硬化である閉塞性動脈硬化症という病気を引き起こし下肢切断の原因になります。また、タバコは呼吸器系や消化器系にも様々な影響をもたらします。代表的なものをあげますと、タバコは慢性気管支炎や肺気腫の悪化因子になります。またタバコが胃潰瘍の発生や再発を促すことも有名です。このようにタバコは万病のもとでタバコに関連した疾患をタバコ病とまとめる人もいます。タバコの煙は口から直接吸い込む主流煙と点火部からの副流煙に分かれますが、主流煙より副流煙に種々の毒性物質が高濃度で存在します。このことは喫煙者の近くにいてタバコの煙を吸わされる受動喫煙者の健康問題を考えると重要なことです。

また若い人に知っておいていただきたいのは、以前のデータですが、中学生のときから喫煙を開始すると、がんの死亡率は約三倍、虚血性心疾患の死亡は約四倍に達するといわれています。また妊婦に喫煙習慣があると早産や子宮内での胎児の発育が悪くなることがあるのも知っておいてほしいことです。

喫煙率について

厚生省では、昭和六一年から喫煙率を調査しています。それによると成人男性の喫煙率は平均五五〜六〇%でしたが減少傾向にあります。逆に女性の喫煙率は九%程度から一〇%を上回るように上昇傾向が続いています。特に二〇代の女性の喫煙率は一五〜二〇%と高値でこの一〇年間で倍増しているのが目立ちます。

未成年者の喫煙に目を移すと、以前学校教育者の間で「七五三喫煙」という言葉があったようです。高校生の七割、中学生の五割、小学生の三割が喫煙経験者だというのです。おもしろい表現ですが、厚生労働省の最近の統計では、喫煙経験ありと答えたのは高校三年男子で五五%、女子で三八%となっています。多くは好奇心で始めるようですが、自動販売機や小売店で簡単に買うことができる現状にも大きな問題があるといえます。

喫煙の様々な影響

人は本来煙を吸うようにはできていません。煙を吸うとむせるはずです。それでもタバコを吸うのはタバコに含まれるニコチンが体にいろいろな作用をもたらすからです。ニコチンは自律神経の情報を伝える物質ですが、最初は神経を刺激し、次に抑制するといった二相性の作用を示します。タバコを吸うとある人は気分が落ちつくと言い、ある人は精神が高揚すると逆の反応を示します。これなどニコチンの二相性の作用のためでしょう。問題はニコチンにはアルコールと同じく依存性があることです。ですからなかなか禁煙できないのです。ある統計によれば喫煙者の七〇%は禁煙を試みるが、五〇~七五%の人は一年以内にタバコを吸い始めるといわれます。ニコチン依存度は、朝、目をさましてどのくらいの時間で一服目のタバコを吸うかでわかるといいます。ニコチン依存度テストを表4に示しました。

タバコにはニコチン以外にもタールやベンズピレンのような発ガン物質などを含め約四〇〇〇種類の化合物が含まれています。

タバコが血液の流れにどのような影響を与えるのか、私たちの行った実験結果を一つ紹介しま

表4　ファカストローム博士によるニコチン依存度テスト

質　　問	回　　答	得点
あなたは起きてから何分後に最初の一服を吸いますか？	30分以内 30分以降	1 0
禁煙車、図書館、映画館など、喫煙の禁止されているところで禁煙するのに、非常に苦労しますか？	はい いいえ	1 0
どのようなたばこをやめるのが一番つらいと思いますか？	朝一番のたばこ その他	1 0
一日に何本吸いますか？	15本以下 16〜25本 26本以上	0 1 2
どちらかといえば午前中に多く喫煙しますか？	はい いいえ	1 0
病気で一日中床についていなければならないようなときでも喫煙しますか？	はい いいえ	1 0
いつも吸っているたばこのニコチン含有量は次のどれですか？	0.9mg以下 1.0〜1.2mg 1.3mg以上	0 1 2
煙を深く吸い込みますか？	全然しない 時々する いつもする	0 1 2

[判定] 0〜3点：軽度の依存
4〜5点：中程度の依存
6点以上：高度の依存

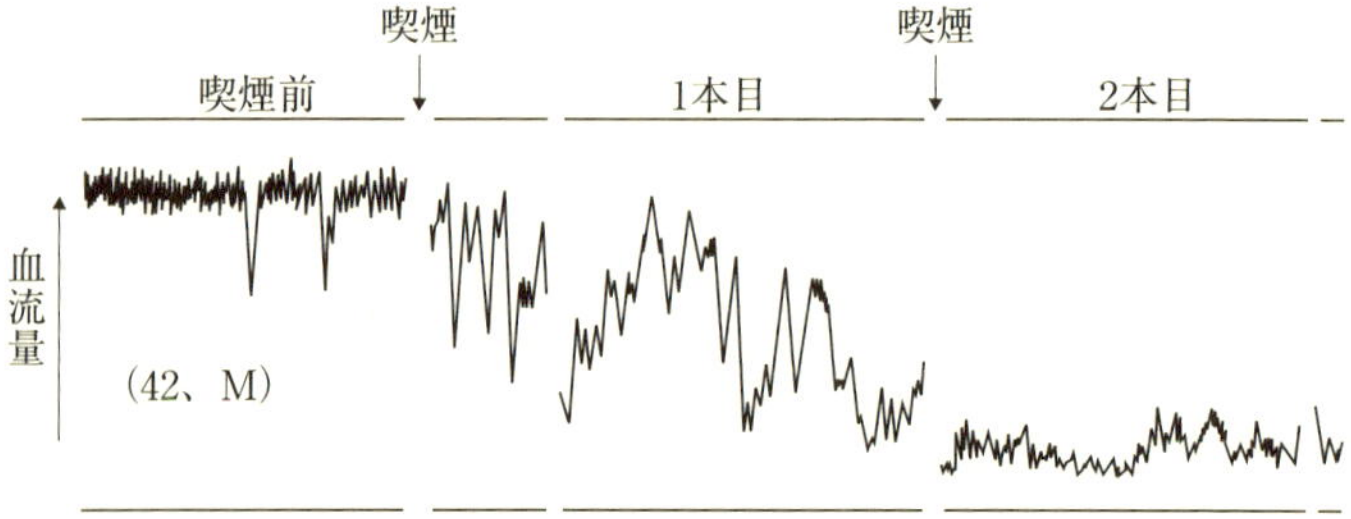

図5　喫煙の皮膚血流量に及ぼす影響

しょう。後輩の先生五人に両切りピースを一五分に一本のスピードで二本肺喫煙してもらいました。両切りピースは、ニコチン含有量が多いタバコです。喫煙といっても口だけで吸う口喫煙と肺まで吸い込む肺喫煙では随分と影響が異なります。そして、首や手の動脈の血液の流れを観察しました。その結果一回タバコを吸い込むだけで、動脈の血流はきれいに低下しました(図5)。それを繰り返していると一本吸い終わる頃になると、動脈の血流が低下するだけでなく顔が青ざめてくるのです。タバコの影響はそれほど強烈なのです。被検者になってくれた方のなかにはそれを機会にタバコをやめたものもいました。

ラットでは腸の血流を観察しました。ラットは自分でタバコを吸ってくれませんのでタバコの煙を無理やり吸い込むよう工夫しました。そうすると、ラットの腸の血流がやはりものの見事に低下しました。

一九九七年、日本胸部疾患学会は「喫煙による健康障害及び疾病の悪化に関する十分な知見が蓄積されたことを踏まえ、医療従事者及び患者はもとより広く国民全員に禁煙を強く勧告する」と提言しました。

翌年、日本がん疫学研究会は、「日本における、がんなど生活習慣病関連疾患の予防のため、喫煙を始めない（防煙）、喫煙をやめる（禁煙）、受動喫煙を防止する（分煙）よう、個人的にも公的にも努力すべきである」と勧告しています。さらに、政府・行政機関に対して「政府・行政機関は、タバコ税の引き上げ、広告の制限、自動販売機の制限、公的場所における分煙の徹底、健康教育の普及などの対策により、防煙、禁煙、分煙に向かう社会環境を整えるべきである」と提言しています。それは少しずつ実行されつつあります。

ある年のこと、私と分担して講義をしている森谷敏夫教授が、試験のとき「私はタバコをやめました」と書けば合格点をやると宣言されました。実際、それだけ書いて提出してきた学生さんがいました。授業中の約束なので合格点をつけられました。いろいろ健康について知識を知っているだけで何も行動しないより、本当に禁煙あるいは防煙するならそれは十分合格点に値すると考え、私も森谷先生に賛成しました。私たちの単位は、仮単位です。学生さんが社会にでてやりたいことをやり終え、社会や家庭での責任を果たし終えたとき仮単位が本当の単位になると思っています。

第7章　肥満と肥満症

肥満とは?

「肥満、太りすぎ」――そう言われて、あなたは何を連想しますか。中年のあなたなら食べ過ぎ、飲み過ぎ、運動不足、そして生活習慣病が頭をかすめるかもしれません。若いあなたなら、ダイエット? いくら食べても太らない人、一生懸命努力しても痩せない人。不公平だと思ったことはありませんか。肥満や太る体質についての研究は、急速に進展しています。

ところで、このように日常よく使われる肥満とは一体なにか、あらためて一緒に考えてみましょう。肥満とは、体重オーバー、過体重のことではありません。肥満とは、脂肪の過剰蓄積をさします。ところが、これだけ医学がすすんできても、体の脂肪量を簡単に測定することができません。そこで、とりあえず身長、体重から計算して求める体格指数が肥満の目安に使われるのです。

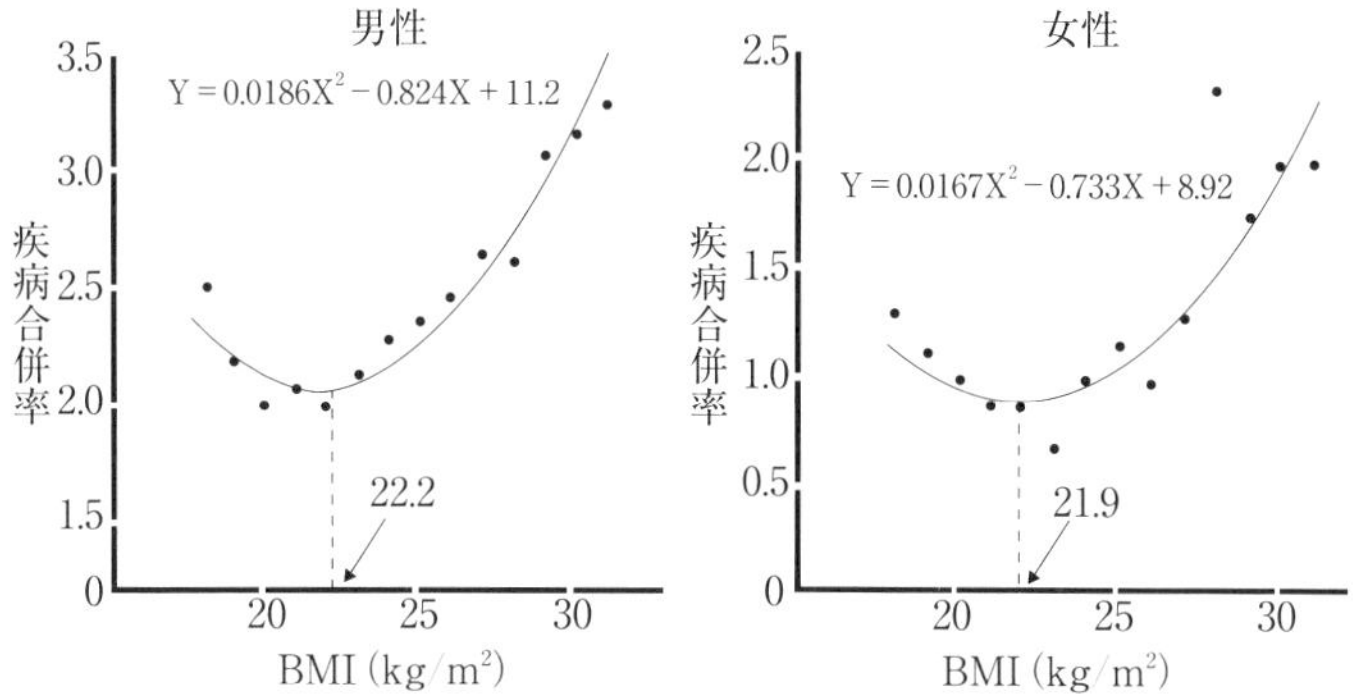

図１　男女別BMIと疾病合併率の関係（Tokunaga : Int. J. Obess. 15 : 1. 1991）

以前は、「(身長(cm)－100)×0.9」で標準体重を計算していましたが、これでは背の高い人の肥満を過小評価したり、逆に背が低い人では太っていないのに肥満とされてしまうといった難点があります。現在では肥満の判定に、体脂肪と相関がより高いＢＭＩ（Body Mass Index）が用いられるようになりました。ＢＭＩは「体重(kg)÷身長(m)^2」で求める指数です。日本人で調査すると、ＢＭＩが22のとき一番病気が少ないのです（図１）。そこで、日本肥満学会は標準体重を「身長(m)^2×22」で求めることを提唱し、広く受け入れられるようになりました。従来の身長から一〇〇を引いて〇・九を掛ける式なら暗算で出せますが、ＢＭＩを出すには計算機が必要です。一度自分の標準体重を計算してみて下さい。しかし、ＢＭＩはあくまでも体格指数の一つです。ＢＭＩは二五を超えると肥満と考えてよいのですが、それで直ちに病気というわけではありません。

表1　力士の身長、体重（平成14年）

力士名	身　長	体　重	BMI(四捨五入)
小　錦	187	237	68
武蔵丸	191	225	62
琴の若	190	178	49
雅　山	188	177.5	50
武双山	183	177	53
闘　牙	190	177	49
貴乃花	187	157	45
大　善	188	157	44
朝青龍	185	130	38
平　　均		155.1912	46

治療を要する、すなわち疾患としての肥満は「肥満症」といい、一般的な肥満とは区別しています。このことについては、少しずつ述べていくことにします。

肥満は生活習慣病の宝庫

日本で肥満といえばまず思い浮かぶのは相撲取りです。

平成一四年における主な力士の身長、体重をまとめてみました（表1）。地位が上がるにつれて体重が増えていくようです。体重を増やすのも仕事のうちということでしょうか。しかし一般には肥満度が増すにつれ、寿命は短くなります。それは相撲取りも例外ではないようで、名横綱栃錦と呼ばれた春日野理事長が定年で辞められたとき「生きて定年を迎えられてよかった」という記事がでたのが印象に残

表2　肥満に関連する健康障害（日本肥満学会）

【肥満に関連し、減量を要するまたは減量により改善する健康障害】
- 2型糖尿病・耐糖能障害
- 脂質代謝異常
- 高血圧
- 高尿酸血症・痛風
- 冠動脈疾患：心筋梗塞・狭心症
- 脳梗塞：脳血栓・一過性脳虚血発作
- 睡眠時無呼吸症候群・Pickwick症候群
- 脂肪肝
- 整形外科的疾患：変形性関節症・腰椎症
- 月経異常

〈参考：肥満にともなう健康障害として考慮するが、診断基準に含めない項目〉
- 扁桃肥大
- 気管支喘息
- 胆石
- 膵炎
- 蛋白尿、腎機能障害
- 子宮筋腫
- 悪性腫瘍
  ①乳癌、②胆嚢癌、③大腸癌、④子宮内膜癌（子宮体癌）、⑤前立腺癌
- 偽性黒色表皮腫
- 摩擦疹、汗疹などの皮膚炎

っています。

有名なのは隆の里。糖尿病をもちながら苦労して横綱になり、当時のテレビで人気のあったNHKの番組「おしん」になぞらえて、「おしん横綱」と呼ばれました。でも現役の力士が肥満のため病気になることは案外少なく、むしろ引退後にいろいろな病気がおこってくるようです。

肥満が寿命を短くするのは、肥満が原因と

なりさまざまな疾患を引きおこしてくるからです。肥満対策の意味は、まさにここにあります。肥満に合併しやすい疾患を、表2にまとめました。肥満があるとどのくらいこれらの病気をおこしやすいかというと、肥満者は正常体重の人に比較して、糖尿病で約五倍、高血圧で約三・五倍、胆石と不妊症は約三倍、関節疾患は約一・五倍の頻度でおこってきます。従来、肥満はガンとはあまり関連しないと考えられていましたが、最近では肥満には乳ガンや大腸ガンなどを合併しやすいことが指摘されています。とりわけ重要なのはひとりの人に肥満と糖尿病、高血圧、高脂血症がすべておこってくることがあり、そのような人では動脈硬化が非常に進行しやすく心筋梗塞をおこす確率が非常に高くなります。このような病態を死の四重奏と呼ぶ人がいます。これは非常に大切なことなので、後ほどくわしく説明します。

とにかく肥満は、生活習慣病の宝庫なのです。

内臓脂肪型肥満と皮下脂肪型肥満

肥満とは脂肪の過剰蓄積のことであり、肥満にはさまざまな疾患が合併しやすいことを述べてきました。ただ、一口で肥満といっても、からだのどの部分に脂肪がたまるのかが重要です。肥満は上半身肥満と下半身肥満、また内臓脂肪型肥満と皮下脂肪型肥満に分類することができます(図2)。

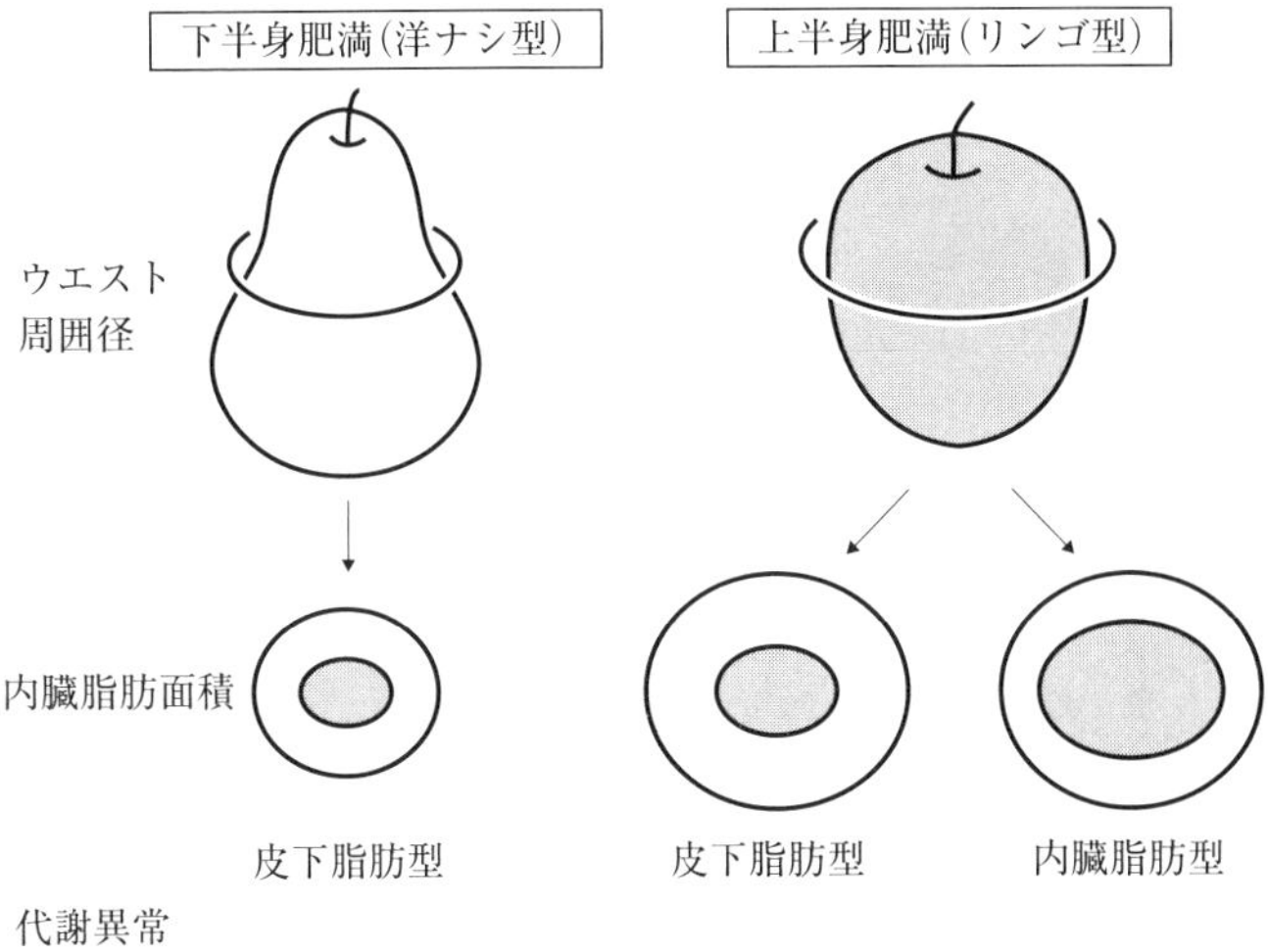

図2　脂肪分布からみた肥満の分類
(日本肥満学会)

上半身肥満、下半身肥満という分類は、以前から提唱されていました。上半身肥満とはお腹から上に脂肪がたまるタイプで、「リンゴ型肥満」とも呼ばれます。下半身肥満は、お腹から下、臀部などに脂肪がたまるもので、「洋ナシ型肥満」と呼ばれています。また内臓脂肪型、皮下脂肪型という分類は、大阪大学の垂井、松沢両先生が提唱されたものです。今では広く受け入れられ、大きな意味のある分類と考えられています。内臓脂肪型は上半身肥満、皮下脂肪型は下半身肥満と大体一致します。

内蔵脂肪型肥満は皮下脂肪型と比較すると、糖尿病、高脂血症、高血圧な

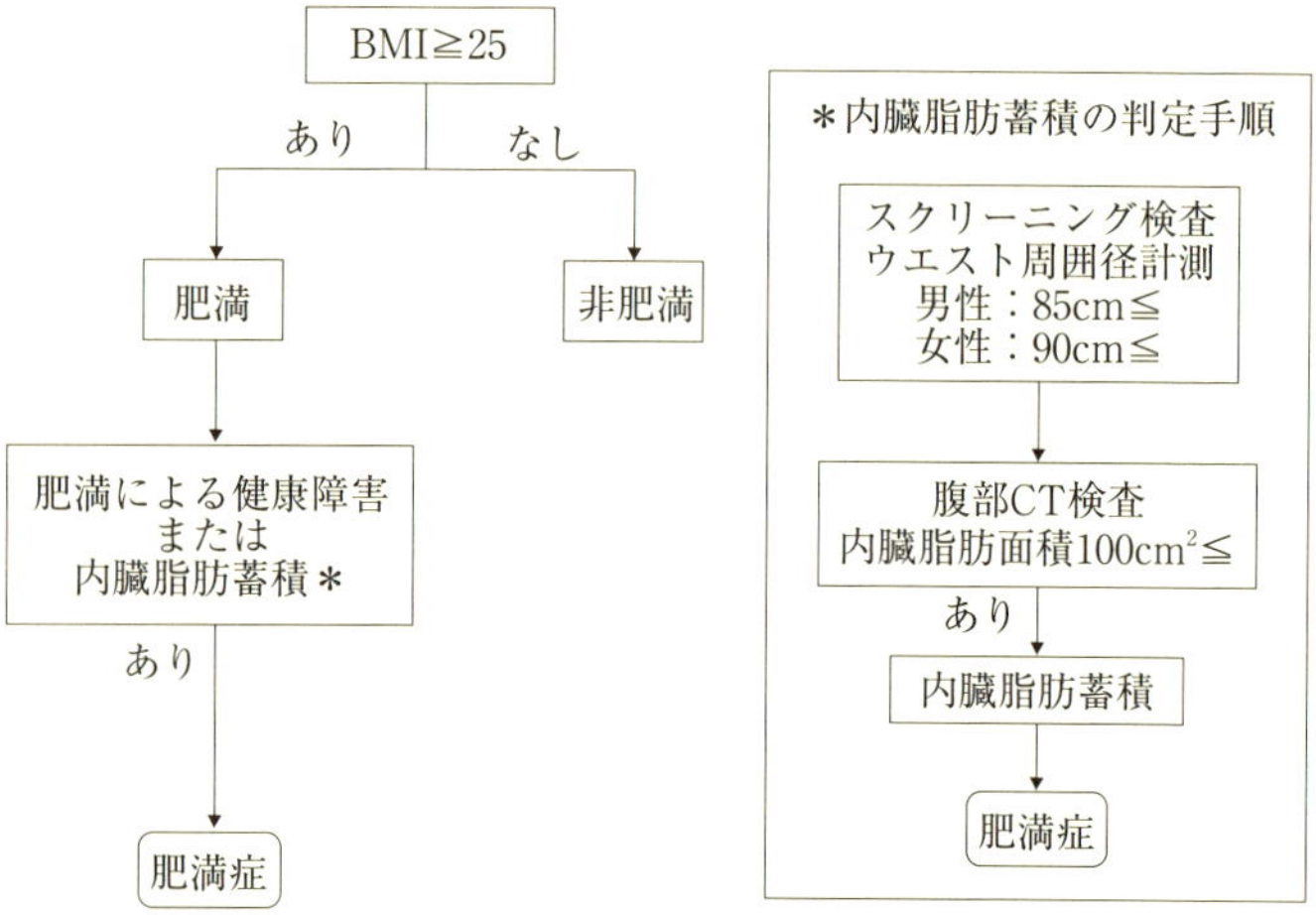

図3　肥満症診断のフローチャート

どさまざまな合併症をきたしやすいことがわかってきました。したがって、単に肥満と判定するだけではなく、どのタイプの肥満かを知る必要があるのです。

肥満と肥満症

そこで、健康上きちんとした減量治療が必要な肥満を肥満症と位置づけ、単にスタイルや美容上話題にする肥満とを区別することになったのです。

日本肥満学会が定めた肥満症診断の手順を、図3にまとめました。まずスクリーニングとしてＢＭＩを計算します。ＢＭＩが二五以上あれば、まず肥満であると判断できます。次に肥満と判断されたなかで表2（八九頁）にあげた疾患があれば、肥満症と診断されます。また現在はこれらの疾患を合併していなくても、内臓脂肪の蓄積により将来その危険性が高くなるので、内臓脂肪肥満があればやはり肥満症と診断されます。それだけ内臓脂肪肥満は重要な意味をもっているのです。さて内臓脂肪蓄積の一番確かな診断方法は、CT検査です。腹部CTを撮り、お臍の高さで内臓脂肪面積が一〇〇平方センチ以上あれば、内臓脂肪肥満です。ここまで脂肪がたまると糖尿病や高血圧など、さまざまな生活習慣病になる確率が一・五倍になります。しかしCTは病院に行かないと撮れません。そこで簡単な見分け方をお教えしましょう。身長を無視した数字ですが、日本肥満学会は多数の人数から割り出した結果、ウエスト径男性八五センチ、女性九〇センチを内臓脂肪面積一〇〇平方センチの目安としてあげています。みなさんのウエストはどのくらいでしょうか。

ちなみに現在家庭でも普及しつつある体脂肪率計は、診断基準に用いるにはまだ問題があるとして採用されませんでした。しかし、体脂肪率計は体重だけでなく体脂肪にも関心を向けた点で大変意味があることですし、家庭で経過をみていくのにはある程度役に立つと思います。

それでは内臓脂肪肥満は、どうして悪いのでしょうか。内臓脂肪と皮下脂肪は、どうちがうのでしょう。さらに内臓脂肪の蓄積が、どうして糖尿病や高血圧などを引き起こすのでしょうか。これらの疑問は、研究者にとっても大きなテーマの一つです。まだまだわからない点が多いのですが、わかっている点を簡単に説明します。

まず内臓脂肪と皮下脂肪では、かなり性格が違っているようです。内臓脂肪は普通預金、皮下脂肪は定期預金とたとえられます。つまり内臓の脂肪細胞のほうが代謝が活発で、脂肪がたまりやすく、そして使われやすいのです。また砂糖は内臓脂肪を増やしやすく、運動は内臓脂肪を減らすことがわかってきました。今後の研究の発展が楽しみです。

沈黙を破った脂肪細胞

今まで脂肪をため込むだけの細胞と思われていた脂肪細胞が、その殻をやぶり雄弁に語り始めました。脂肪細胞はホルモンなど多くの情報伝達物質をつくり出しており、体のなかで最大の情報発信基地であることが明らかになってきました。

そのきっかけは、一九九四年、ob／obマウスという遺伝性肥満モデル動物の解析です。obは、肥満を意味するobeseからとった名前です。このマウスの病因遺伝子として、ob遺伝子が明らかにされました。この遺伝子からつくられるたんぱく質は、初めobたんぱくと呼ばれていました。obたんぱくは血中に分泌され、脳視床下部腹内側核に存在する満腹中枢に作用し、食欲抑制、代謝の活性化、体重減少をおこすことがわかりました。そこでobたんぱくは、ギリシャ語の「痩せ」を意味するleptosからleptin（レプチン）と名付けられました。先ほどのob／obマウスは遺伝子異常のため、正常のレプチンがつくられないために肥満になっていたのです。その後、レプチンやレプチン受容体の異常による遺伝性肥満動物の存在が明らかになっています。

さてヒトにおいてどうなのかということになると、レプチンの遺伝子異常による遺伝性肥満は、まだ一〜二家系報告されているのみで、それほど多くないようです。肥満者の血中レプチン濃度は体脂肪に比例して高く、ヒトではレプチン不足よりむしろレプチンの作用に障害があるようです。

いずれにしても、レプチンは肥満研究にブレイクスルーをもたらしました。脂肪蓄積→レプチン分泌増加→視床下部レプチン受容体→摂食抑制→体脂肪量減少という一種のフィードバックが、明らかになりました。

その後の研究で脂肪細胞はレプチン以外にもさまざまな成長因子、サイトカイン、免疫関連物質など多くの生理活性物質を分泌していることがわかり、これらにアディポサイトカインという総称名がつけられています。脂肪細胞は、体で一番大きなホルモン臓器ともいえます（図４）。多くの物質は脂肪細胞が大きくなると多く分泌されるのですが、逆に分泌量が減るものがあります。それはアディポネクチンと呼ばれる物質です。アディポネクチンは動脈硬化を防ぐ作用、糖尿病を防ぐ作用があることがわかってきました。将来、糖尿病や動脈硬化の予防、治療に使われる可能性があります。

脂肪細胞が健康にとって悪いという話ばかりしてきました。ですが、もし脂肪細胞がなくなれ

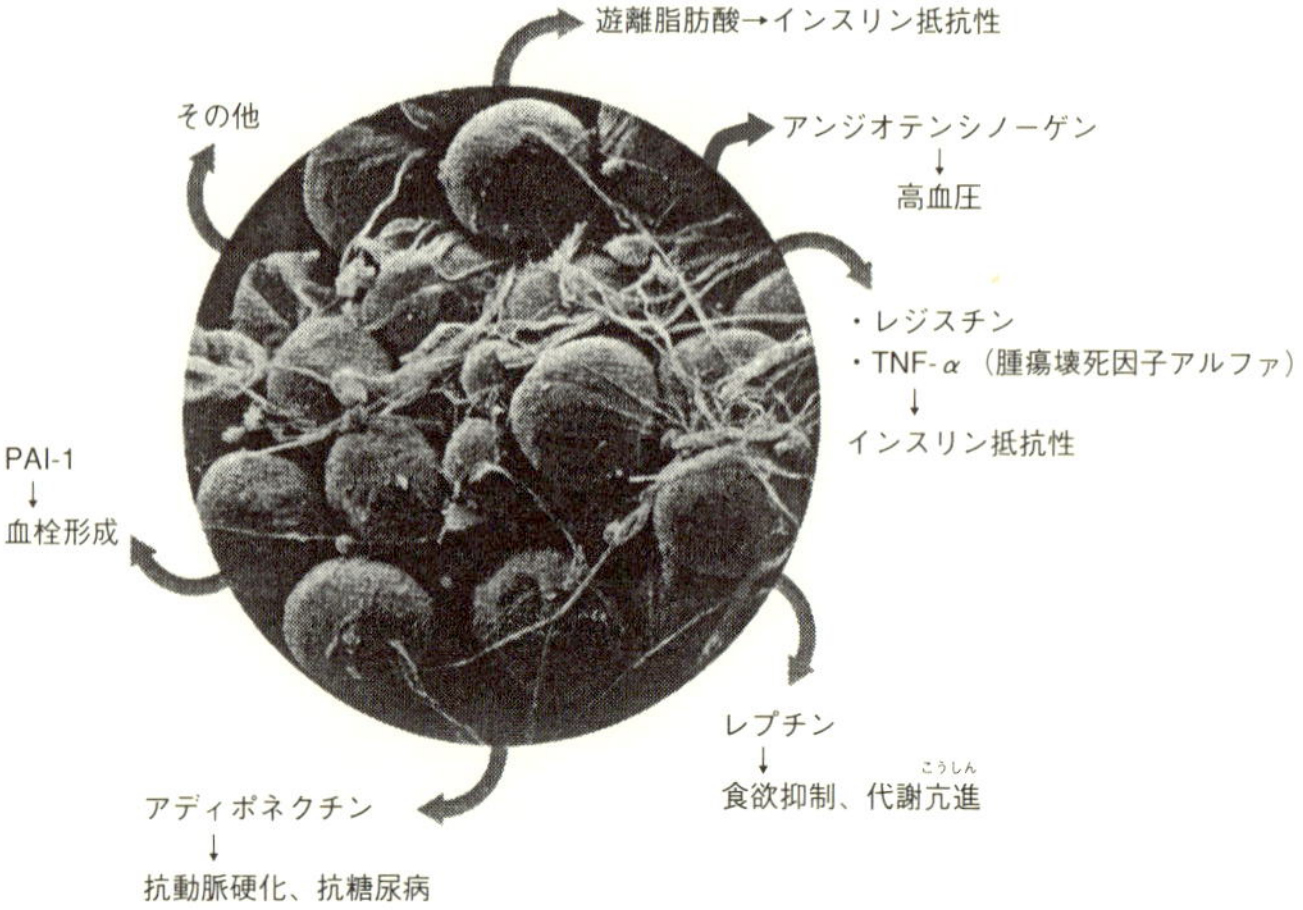

⬆肥満になると脂肪細胞から分泌されるアディポサイトカインによって、インスリン抵抗性が高まります。写真は電子顕微鏡でみた脂肪細胞。

資料／津田謹輔

図４　脂肪細胞が分泌するさまざまな物質

ばどうなるでしょうか。脂肪細胞がなくなれば、大切なアディポネクチンもなくなり糖尿病をおこすのです。つまり、脂肪細胞は多すぎても少なすぎても病気をおこすのです。何事も〝適当〟というのが大切です。

モナリザ仮説

内臓脂肪と皮下脂肪の話をしてきましたが、別の角度から脂肪細胞を考えると、大きく二つに分類できます。それは、白色脂肪細胞と褐色脂肪細胞です。褐色脂肪細胞というのはミトコンドリアが多く褐色をしているので、その名がつけられました。

両者の働きにも違いがあります。白色

脂肪はもっぱらエネルギーを脂肪としてためる働きがあり、みなさんが脂肪細胞といったとき思い浮かべるのはこの細胞です。一方、褐色脂肪にはエネルギーを熱として放散する働きがあります。条件熱産生といって寒さに曝されたとき、あるいは食べ過ぎたようなとき、褐色脂肪は熱を産生するのです。この褐色脂肪の熱産生には、交感神経β3受容体が関与しています。

肥満者ではこの褐色脂肪による熱産生が低下している可能性があります。実際、肥満者は褐色脂肪を刺激するβ3受容体の遺伝子変異をもっている人が多いといわれています。そこで京大の一～二回生のボランティア二〇四人について調べてみました。父親からも母親からもこの遺伝子変異を引きついだ人は一人だけでしたが、四九人にヘテロ接合体を認め、この変異β3受容体の頻度が高いことがわかりました。遺伝子変異はあるけれど、現在まだ肥満のない学生さんの協力を得て、遺伝子変異のもつ意味を検討してみました。その結果、この遺伝子変異があると、交感神経の働きが落ちていることがわかりました。この状態が何年も続く間に、肥満がおこりやすくなるといえるでしょう。

昔から「モナリザ仮説」というのがあります。モナリザとはMost obesity is known low in sympathetic system. の頭文字をとったものです。「多くの肥満者は交感神経活動が低下している」という意味です。今回のデータは、それを裏付けるものでした。

インスリンと肥満

最後に、インスリンと肥満について触れます。すでにお話したとおり、インスリンの作用が低下すると、糖尿病になります。インスリンは血糖を下げる唯一のホルモンです。と同時に、インスリンは脂肪を合成する唯一のホルモンでもあります。インスリンがないと、脂肪は合成されません。肥満し続けるには、インスリンがたえず分泌されていなければなりません。

様々な研究結果から、日本人はインスリン分泌の予備能が少ない民族ではないかと考えられています。したがって、日本人は少し肥満してくるとインスリン分泌が耐えきれず、それ以上の肥満にはならずに糖尿病になってしまうのです。日本では、肥満といっても小太り程度の肥満が多く、超肥満の人は少ないのです。日本人は、小錦にはなれないのでは？　しかし、日系二世や移住者では、日本在住者より高度の肥満者の割合が増えています。インスリン分泌の予備能を規定しているのが、遺伝的要素なのか、食事や栄養など環境要因なのかはまだわかっていません。遺伝子発現の仕方が、環境によりどのように変化するのかは、興味ある問題だと思います。

第8章 肥満——倹約遺伝子と環境

肥満、糖尿病といった生活習慣病が、すさまじい勢いで増加しています。生活習慣病の多くは、遺伝素因に環境因子が加わって発症することは、すでに何度か述べたとおりです。生活習慣病を引き起こす遺伝子については、世界中で研究が進んでいます。単一の遺伝子異常による肥満や糖尿病は見つかってきましたが、それはほんの少数例です。多くは、複数の遺伝子異常が重なって起こってくると考えられています。

このような肥満や糖尿病を引き起こす遺伝子について、倹約遺伝子という考え方があります。ここではその話をしようと思います。

人間の食を考える前に、先祖であるサルの食からながめてみましょう。

食の進化論

人類の祖先であるサルが地球上に現れたのは、おおよそ五〜六〇〇〇万年前といわれています。サルといっても原猿類は、ネズミやリスに近く、動物園でみるサルは、進化した真猿類とよばれるものです。原猿類は、昆虫や小動物を食べていました。しかし、昆虫をそんなに大量に食べることもできず、サルの体は小型のままでした。やがてサルは、森林の果実や葉っぱを食べることを覚えるようになりました。果実は糖質が多く、葉っぱはタンパク質を含んでいます。果実や葉っぱを食べるようになり、サルの体は大きくなっていきます。

一方植物からみると、果実を動物に食べられても、種が散布されることになり好都合です。しかし、葉は植物にとってもエネルギーを得る源です。そこで、葉は動物にとって危険なアルカロイドなどの物質やタンニンなどの消化阻害物質を含み、葉を動物に食べられないような仕組みができあがりました。サルは、この問題を解決するため、腸にバクテリアや寄生虫を取り込み、食べたものをエネルギーとして利用しました。すさまじい生物の戦いです。

京大霊長類研究所のフィールドワークにおける研究成果を読むと、サルは果実を朝方に集中して食べ、採食する食物は、数種類から十数種類にのぼり、一日に同じ木を利用しないといいます。活動する前に糖質を食べること、また同じ木の葉ばかりを食べることによって、葉に含まれる成分が蓄積するのを経験的に避けているかのようです。いろいろな食べ物を食べることの重要性はがんのところ（第2章）でも述べたとおりです。すごい知恵だと、感心させられます。

昆虫食から果実食、葉食となるにつれサルの体が大きくなっていきました。それと同時に、サルの行動が夜行性から昼行性になり、単独行動から集団行動へと変化していったそうです。このような食行動の変化が、サルの社会性の発達に重要な意味をもっていたのです。現代人はだんだん夜更かしするようになっています。ひょっとしたら、先祖返りをしているのでしょうか。

おもしろいことに、初めのころのサルはビタミンCを体で作っていたという説があります。現代人は、食物からビタミンCをとらなければなりません。ビタミンCの豊富な果実食が続く間に、体はビタミンCを作らなくなったのでしょうか。

ヒトの登場

さて、いよいよヒトの登場です。ヒトは五〇〇万年ほど前に、類人猿と分かれたといわれています。大きな地殻変動があり、それまでの森林がサバンナになりました。そしてサルのなかで、森を出ていった一群がヒトになっていったというのです。サバンナにでると、肉食獣との戦いが待っていました。食べたり食べられたりの世界です。食べたりといっても、初めは死肉をあさっていたのではないでしょうか。それでも肉を食べることによりエネルギー、タンパク質が急激に増加したことは想像に難くありません。こうしてヒトの雑食化が進みました。また高たんぱく質は寿命を長くし、脳の大型化にも大いに役立ったと思われます。

サルの研究で有名な河合雅雄氏によると、サルからヒトになる条件として、社会的には「家族の成立」、生態的には「直立二足歩行」、コミュニケーションとして「言葉」の三つを条件にあげています。

サバンナにあって、直立二足歩行により遠目がきく、脳を支える、そして手が自由になるといったより有利な条件が整うことになります。そしてよく知られているように、火を利用する、道具を使用する、というヒトの特徴が備わりました。直立二足歩行のため、人類は腰痛と痔に悩まされるようになったという説もありますが、直立二足歩行は生存に圧倒的に有利になっていくのです。

また狩猟は外敵との戦いです。そのなかで、雄と雌の役割分担が生じました。食べ物を持ち帰る、分配する、交換することが行われるようになり、次第に家族や社会が形成されていったと考えられます。こう考えてみると、現代は家族団らんの食事が随分と少なくなってきました。原点に返って家族にとっての食事というものの意味を、改めて考えることが必要なのではないでしょうか。

ちなみにヒトとチンパンジーの遺伝子は、九八%程度共通であることがわかってきました。残りの数%にヒトのヒトたるゆえんの遺伝子があるのかどうか、大変気になるところではあります。

また、ミトコンドリアという細胞内小器官は独自の遺伝子をもっています。そのミトコンドリア遺伝子の研究により、ヒトはアフリカから発生し世界中に広がっていったという人類一元説が有力のようです。人類誕生の研究はロマンを感じさせてくれます。

その後飢えか病気かわかりませんが、人類はある時期絶滅近く減少したともいわれます。しかし、氷河期など多くの困難をのりこえ人類は生き延びてきました。その間食糧を確保する手段は狩猟と採取であり、食糧事情は不安定のままでした。

農業革命

人類の食生活は、おおよそ一万年前の農業革命で大きく変わりました。それは、コメとの出合いです。そして農業により、食糧は以前より安定しました。と同時に、放浪から定住の生活になり、人口が増加していきます。また、米作りは人類が自然の恵みに頼るだけでなく、積極的に自然に働きかけることを意味しています。積極的に自然に働きかけるという意味では、今を生きる人類が抱えている地球環境問題のスタートといえるのかもしれません。食物の生産、配分などを通して、ヒトは社会性を確立していったでしょうし、貧富の差といった問題も農業が始まってから起こってきたものでしょう。

一定の面積の土地で一番多くのヒトを養えるのはコメだといわれています。とにかくコメで人類は大きく発展の基盤をもちました。

産業革命

次に、大きく人口が増加したのは、一八世紀の産業革命です。産業革命による経済発展により、人口は急激に増加しました。そして科学技術の進歩は、農業や牧畜の効率化をもたらし、食糧事情は次第に安定するようになってきました。

その後も工業化はどんどん進み、やがて現代につながるわけです。もちろん、今なお世界には栄養不足の人口も多く、国連食糧農業機関の推計によれば、生命線を彷徨し、緊急の食糧援助を要する飢饉、慢性的飢餓の人口は、約四五〇〇万人、栄養不足人口は三億から五億人に達しています。飢餓と飽食の併存は、現代の世界食糧問題の深刻な問題であるといえます。将来増加する人口に、食糧が追いつかなくなる日がくると想定されています。そのためにも遺伝子組み換え食品が必要であるという意見もありますが、ここではこの問題についてはこれ以上ふれないこととします。

倹約遺伝子

ヒトの祖先である猿人が最初に現れた約四〇〇万年前を一日の〇時とし、現在を二四時とする

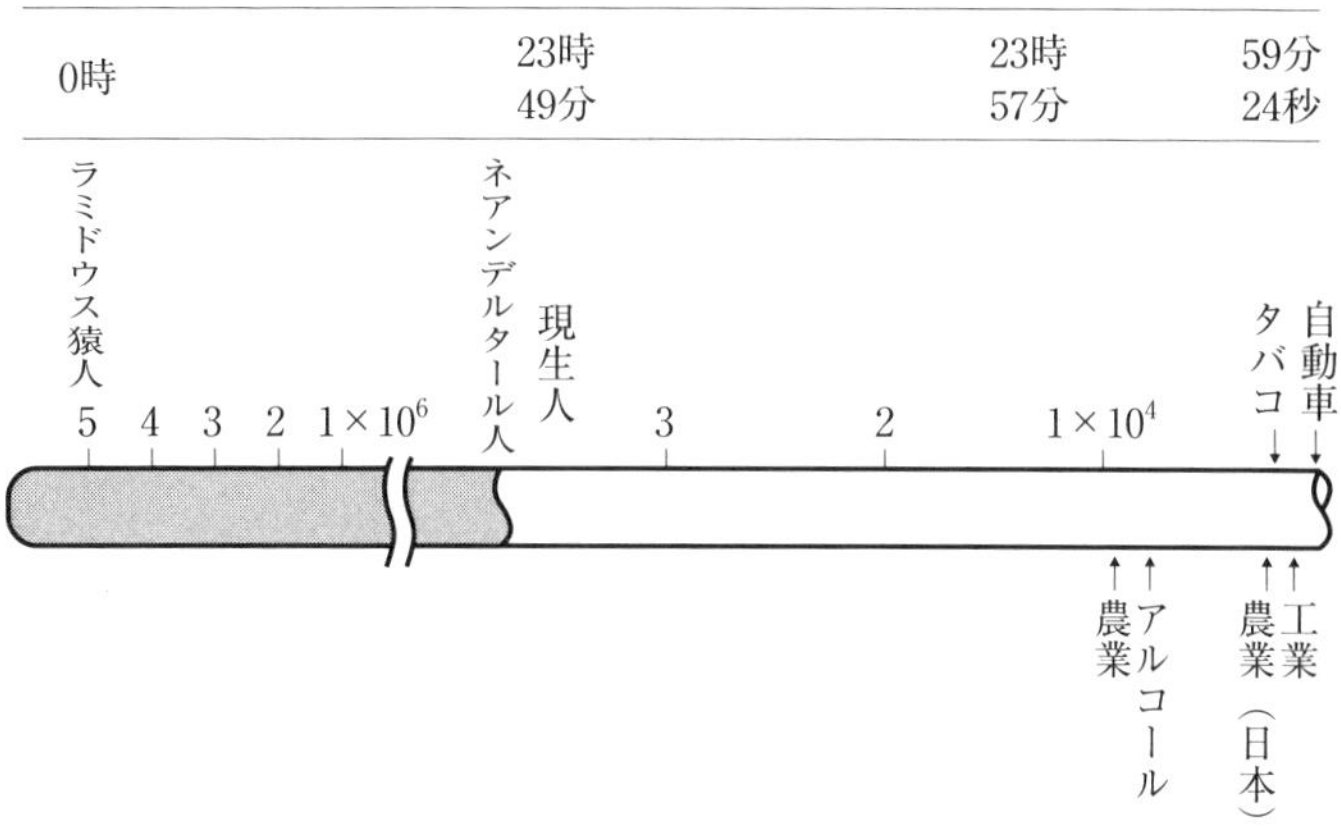

図１　人類（原人、旧人、新人）の歴史（井村裕夫：糖尿病Up-date12, 1996）

と、農業の始まりは、早いところで二三時五七分です。さらに、工業が始まりだしたのは二三時五九分五六秒で、工業化社会が出現してわずか四秒にしかすぎません。日本が工業化社会になってから、一秒も経過していないことになります（図１）。このような短期間に飢餓から飽食へ、そして肉体労働から運動不足の生活へとすべてが急変しました。ヒトの遺伝子が変化して、新しい環境に適応するのに、おおよそ一〇万年の時間が必要といわれます。

これまでみてきたようにヒトは長い間食糧の少ない時代を生き抜いてきました。食糧の少ない時代には、食べたエネルギーをできるだけ脂肪として体に蓄積することが、生き延びるのに有利であったと考えられます。

ミシガン大学のニールは、このように、できるだけエネルギーを貯め込む遺伝子を想定し、倹約遺伝子と名づけました。しかし、食糧の乏しいときには生存に有利に働いていた倹約遺伝子が、食糧が豊富になり運動不足になりがちな現代にあっては、逆に肥満や糖尿病を引き起こしてくるのです。

少し専門的になりますが一つ例をあげてみます。脂肪細胞には、白色脂肪細胞と褐色脂肪細胞の二種類があります。褐色脂肪細胞には、ミトコンドリアが多く褐色をしているのでその名がつけられています。働きにも違いがあり、白色脂肪は、もっぱらエネルギーを脂肪として貯める働きで、褐色脂肪は、エネルギーを熱として放散するのです。条件熱産生といって、寒さに曝されたとき、あるいは食べ過ぎたようなとき、褐色脂肪は熱を産生します。肥満者では、この褐色脂肪による熱産生が低下していることが知られています。つまり、肥満者は食べたエネルギーを熱産生に使うことを極力抑え、それらを脂肪として蓄える能力が高いといえます。ヒトは、長い長い飢餓の時代を経験してきました。そのなかで肥満に関連した遺伝子は、その時代にあっては有利なものとして選択されたのでしょう。それが皮肉にも現代では肥満をひきおこし、健康上の大きな問題となっているわけです。

現代日本人の食事

サルや人類登場の話から、今度はごく近年にとんで、現代日本人の食事を考えてみましょう。

日本人の食習慣が欧米化したといわれて久しくなります。この食事の欧米化が、日本人の平均寿命の延びや体格の向上などに、大きく貢献したことは間違いありません。動物性たんぱく質の摂取量が、一日二〇グラムを超えないと平均寿命は延びないといわれます。一九五〇年代、日本でも二〇グラムを超え、男女とも平均寿命が「人生五〇年」を上まわりました。その後も平均寿命は延び続け、日本は今や世界一の長寿国になったことはすでに述べました。しかし、その一方で食事の欧米化は、糖尿病など生活習慣病の増加をもたらしました。ここで日本人の戦後の食生活の変遷を概観してみると、いくつかの時期に分けられます。

昭和二〇年代は、食の充足期といえます。この時期は、戦後の食糧不足から徐々に食べる絶対量がふえた時期ですが、内容は、米、イモ、豆、野菜、魚介類中心のいわゆる伝統食で、食物選択のパターンは変わっていませんでした。当時はしっかりした疫学調査は行われていませんでしたが、厚生省の資料によると糖尿病は人口一〇〇〇人あたりわずか〇・五人でした。

昭和三〇年代～昭和四〇年代は、食生活水準向上、食生活多様化の時期といえます。この時期は、日本人がかつて経験したことのない食生活の大きな変化が生じた時期です。すなわち穀類や雑穀類の摂取量は減少し、肉類、牛乳や乳製品が急激に増加しました。背景に高度経済成長、そして国民所得の増大があり、食生活にも大きな変化が生じたものと考えられます。国民健康調査によると、昭和四〇年代後半から糖尿病は増加し、四〇年代の一〇年間でその有病率は約三倍増加していています。

昭和五〇年代は、食生活高度化の時期で飽食の時代を迎えました。急激な食生活の変化に一応歯止めはかかりましたが、米消費量の減少、パン消費量の増加、肉類、乳製品の消費量増加は続いています。この間も、糖尿病の有病率はさらに急激に増加しました。

昭和六〇年代は食の外部化の時期で、グルメ化や外食産業が増加しました。一方では健康食品に関心が高まっています。

食生活の変遷は、日本のおかれた経済状態と切り離して考えられません。増加する生活習慣病に対する対策は、個人の生活習慣を見直すだけでは不充分で、社会全体の環境を見直す必要があります。

今後は、食生活の見直しの時代にならなければなりません。

第9章　何を食べるか、食べないか——食の自己責任

食による一次予防

前章で人類の食糧事情をかけ足でみてきましたが、食べ物が乏しい時代には食品を選択する余地はありませんでした。とにかく手に入るものなら何でも食べないといけないわけで、カロリーや栄養のバランスなどいっている場合ではありませんでした。戦後しばらくそういう時代が続いていました。そのころの栄養研究は、不足の栄養学でした。それが現在のわが国では、過剰の栄養学に様変わりしました。今の日本には世界中から食材が集まってきます。農業技術の進歩により、季節を問わずいろいろなものを食べることができます。そして飽食の時代といわれ久しくなりました。食習慣の変化が、生活習慣病をもたらす大きな誘因になってきました。これからは食を見直し、適切な食事により健康増進をはからなければなりません。病気にならないための心が

け、すなわち病気の一次予防です。病気の予防にはいくつかの段階があります。糖尿病を例にとると、糖尿病にならないための対策が一次予防です。糖尿病になっても病気が進行しないように、そして合併症をおこさないようにするのを二次予防といいます。

たとえ合併症が出現してきてもそのために失明にならないよう、透析をうけなくてもすむように行うのが三次予防です。最も大切なのは病気にならないようにする一次予防で、未病とも言います。

栄養所要量

昔から厚生省（現厚生労働省）は、一般の健康な人々を対象に、一日に何をどのくらい食べたらよいのかについて提言をしています。栄養所要量といわれるものです。たとえば、普通の日常生活をしている成人男性は一日二〇〇〇～二三〇〇キロカロリー、女性なら一七〇〇～二〇〇〇キロカロリーが適当でしょう。タンパク質なら一日所要量は男性七〇グラム、女性五五グラム程度です。ビタミンCなら一日一〇〇ミリグラムが必要です、といったぐあいに、多くの栄養素の目安が提示されています。従来の提言は主にエネルギー、栄養素が不足しないためのものでした。先ほどから述べているように、近ごろでは食が過剰になりがちです。そこで、一九九九年に改訂された栄養所要量は食事摂取基準という概念を取り入れ、不足と同時に過剰にも注意を促す勧告となりました。

平均的日本人の食生活では、ほぼ適当な量のエネルギーをとっており、ビタミンなどもほぼこの基準を満たしています。

ただし日本人の食事で、不足がちなのはカルシウムです。新聞などで日本人はカルシウムが不足していると書かれるのは、摂取量がこの栄養所要量に達していないことを意味しています。ヨーロッパを大理石の土地とすれば、日本は火山灰の土地です。日本の土壌にカルシウムが少なくどうしてもカルシウム不足になりやすいのです。

不足するカルシウムを補うのには牛乳、乳製品が勧められます。牛乳に含まれるカルシウムは吸収されやすいのです。

食生活指針一〇カ条

このような栄養学的知識を、実際の食生活に活かそうと提言されたのが「食生活指針」です。一〇年ぶりに改訂された平成一二年版を、簡単に紹介してみましょう。今回の特徴は厚生労働省、文部科学省、農林水産省が、合同で提唱したという点です。家庭の食卓にまでお役人に口出ししてほしくない、という向きがあるかもしれません。しかし、考えようによっては食がそれだけ重要で、また現代日本の食生活はそのまま放置できないということを意味しているのでしょう。

食についてはは多くの人が関心を持っています。しかし世の中には根拠の乏しい誤った情報があふれています。最近学校で、給食の時間などを利用して栄養の勉強をする「食育」が始まりかけているようです。このように学校教育や社会人教育のなかで正しい食の知識を普及させる努力が必要だと思います。

「食生活指針」は一〇個のメッセージを発信しています。

1　食事を楽しみましょう

食べることは、人生最大の楽しみの一つです。何をどれだけ食べるのかという問題より先に、まず食事は楽しく、おいしく食べることが心身の健康にとって大切であることを主張しています。昔から、食事については「同じ釜の飯を食べる」「一家団らんの食事」あるいは「食い物の恨みは恐ろしい」などいろいろな言葉があります。食を共にすることが、人と人とのむすびつきに重要な役割をはたしているからです。ちなみに文化人類学の分野では、鍋料理のほうが銘々皿の食事より、こころを開くといった研究もあるようです。

また子どもたちに増えているひとり食べ、すなわち孤食の問題ですが、それは第5章でとりあげました。

2　一日の食事のリズムから、健やかな生活リズムを

朝食をとり、いきいきした一日を始めましょう。そして間食や夜食はとりすぎないようにという提言です。この問題についても第5章でくわしくとりあげました。

3　主食、主菜、副菜を基本に、食事のバランスを

「食生活指針」の根幹をなす部分です。料理の組み合わせを考えることは、多様な食品をとることにつながります。以前は、一日に三〇品目の食品をとるよう勧めていました。今回は三〇品目という具体的な数はなくなりましたが、種類を多く食べる重要性はがんの章（第2章）で述べました。

食品選択にあたって役立つのは食品分類表です。糖尿病学会が出版している食品交換表は、食品を表1から表6に分類しています（表1）。食事のたびに、各食品群から一～二品目は食べるようにすると、多様な食品をとることになります。また、どれかの食品群にかたよらないようにすることで、バランスのとれた食事になります。一度自分の食事をこの表に当てはめてみてください。

4　ごはんなどの穀類をしっかりと

日本人の食事の大きな特徴は、主食があることです。先進国で他に主食をもっている国はありません。食の欧米化といわれたり、世界のあらゆる国の食事が入ってきたりと、副食は多様化し

表１　食品分類表

食品の分類	食品の種類	炭水化物(g)	たんぱく質(g)	脂質(g)
		1単位(80kcal)あたりの栄養素の平均含有量		
主に炭水化物を含む食品（Ⅰ群）				
表1	●穀物●いも●炭水化物の多い野菜と種実●豆（大豆を除く）	18	2	0
表2	●くだもの	20	0	0
主にたんぱく質を含む食品（Ⅱ群）				
表3	●魚介●肉●卵、チーズ●大豆とその製品	0	9	5
表4	●牛乳と乳製品（チーズを除く）	6	4	5
主に脂質を含む食品（Ⅲ群）				
表5	●油脂●多脂性食品	0	0	9
主にビタミン、ミネラルを含む食品（Ⅳ群）				
表6	●野菜（炭水化物の多い一部の野菜を除く）●海藻●きのこ●こんにゃく	13	5	1
調味料	●みそ、さとう、みりんなど			

（『糖尿病食事療法のための食品交換表』文光堂より）

ましたが、今なお多くの日本人はごはんを主食としています。

ごはんを食べるためにおかずがあるといった時代から、「ごはんは残してもよいから、おかずは残さないように食べましょう」に変わっていきました。戦後の日本人の栄養素摂取の推移を見てみると、総エネルギー量はさほど変わっていないのにその中身は大きく変わりました。すなわち、俗に米離れといわれるように炭水化物が減少して、かわりに脂肪、とくに肉など動物性脂肪が増えてきました。それが、糖尿病や肥満といった生活習慣病増加の一因となっています。

米などの穀類には、食物繊維が含まれています。以前の日本人の食事では、食物繊維が不足することはありませんでした。しかし最近では、意識して穀類を食べないと食物繊維も不足する時代になっています。

5　野菜・果物、牛乳・乳製品、豆類、魚なども組み合わせて

主菜には魚、豆類・大豆製品を勧めています。ごはんだけでは不足するアミノ酸が、大豆製品で補われるのです。ごはんに味噌汁、ごはんに納豆、このような組み合わせで、アミノ酸のバランスが随分よくなるのです。昔の人たちは栄養学など知らないのに、自然にこのような組み合わせで食事をしていました。本当に驚きます。肉類はできるだけ赤身にするように、こころがけましょう。アメリカでは心筋梗塞が死因の第一位なので、国をあげてコレステロールを下げるよう努力しています。肉を焼くときには、脂を落として、口にはいる脂を少しでも減らそうと、焼き

かたまで指導しています。ちなみに、肉のアブラは「脂」と書きますが、植物性のアブラは「油」と書きます。常温で固体が脂、液体が油です。体温は三七度です。血液中で固まりやすいのはどちらか直感的にわかりますね。

野菜、果物はビタミンC、E、βカロチンなどのビタミン類やフラボノイドといった抗酸化物質を含んでいます。また、カリウムや食物繊維なども多く、疫学調査で野菜、果物は脳卒中や心疾患のリスクを減少させることがわかっています。

牛乳、乳製品は、日本人に不足しがちなカルシウムを補うのに有用です。乳製品に含まれるカルシウムは非常に吸収されやすいのです。

6　食塩や脂肪は控えめに

従来からの和食は健康食として世界的に注目されていますが、難点は低タンパクと塩分が多いことです。そのため、昔の日本人は高血圧、脳出血が多かったのです。平成一二年の日本における食塩摂取量は一人一日平均約一二グラムでした。半分はしょうゆ、みそ、調味料からとっています。目標は一〇グラム以下です。薄味にして、とくに漬物、みそ汁に注意しましょう。

日本人の脂肪摂取が増え、それが肥満や生活習慣病急増の一因になっていることはすでに述べました。どこの国でも、国民総生産（ＧＮＰ）が上昇すると、脂肪摂取が増えるのです。動物性脂肪、動物性タンパク質は炭水化物よりやはり高価だからなのでしょうか。どうやら経済的豊かさは栄養のバランスをくずすようです。

それから脂肪はうまみと大いに関係しています。京都大学農学研究科伏木亨教授の研究によると、ラットでは脂肪を食べると脳のエンドルフィンというホルモンが増加し、それが快感につながっているのではないかということです。ラットの実験では、脂肪は三日食べるとやみつきになるようです。

脂肪を減らすのには前に述べましたように穀類を増やし和食の食材を中心にするといいでしょう。もう一つ伏木教授のお話では脂肪のうまみに対抗できるのは、カツオだしのうまみだそうです。ラットは脂肪と同じようにカツオだしにも執着するようです。カツオだしの利用により脂肪を減らす工夫は、試みとして面白いかもしれません。

7　適正体重を知り、日々の活動にあった食事量を

体重のことは肥満の章（第7章）でとりあげました。運動については、次の第10章でくわしく述べることにします。

8　食文化や地域の産物を活かし、ときには新しい料理も

9　調理や保存を上手にして無駄や廃棄を少なく

食糧政策の立場からの二項目です。日本には世界中から、いろいろな食物が集まってきます。私たちが口にしている食品で、日本でまかなえているものは、米が九九％、野菜八六％、魚介類

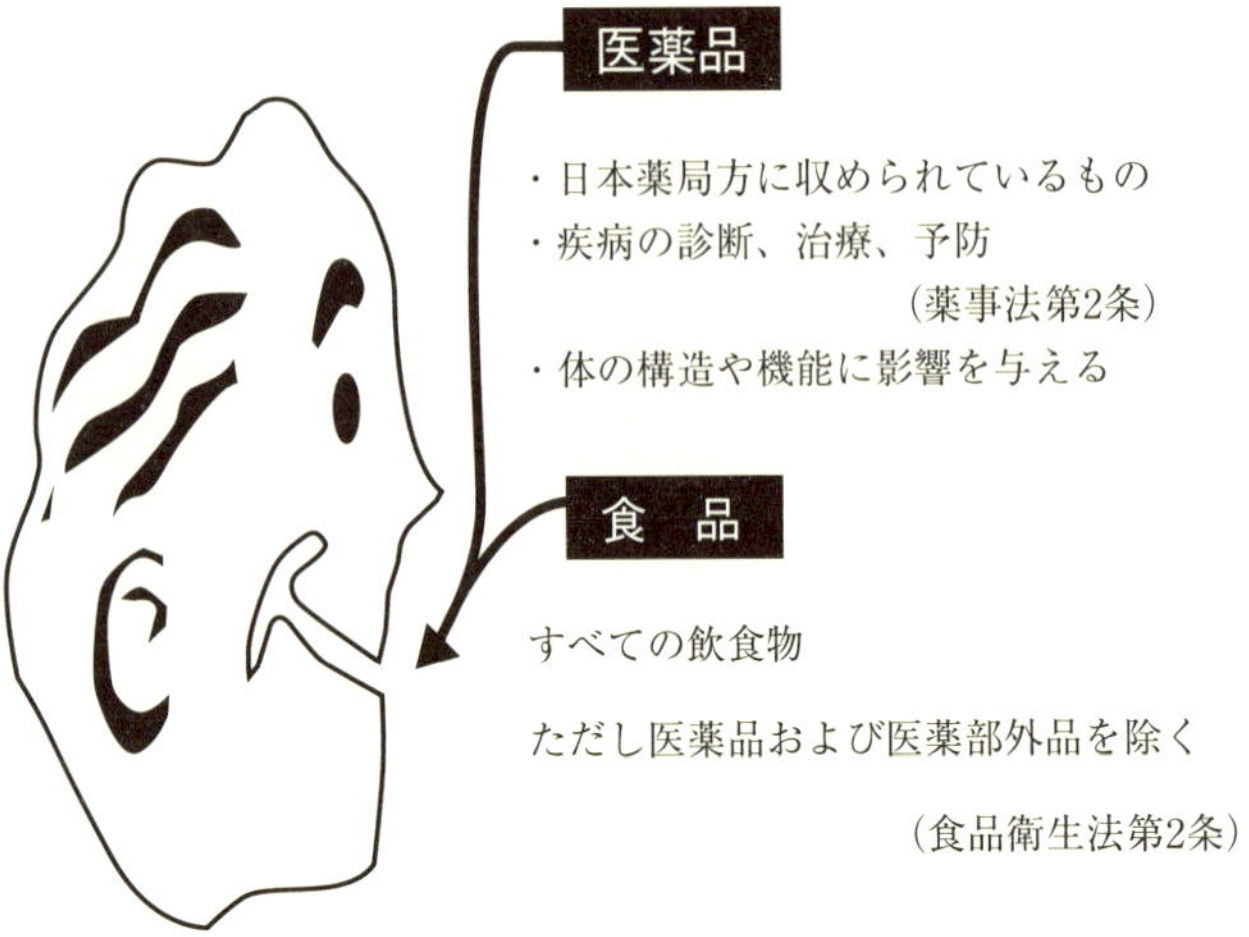

図１　医薬品と食品の区分

七二％です。伝統的日本食は、食の欧米化に歯止めをかけると同時に、食糧自給率を上げることにもなります。

10　自分の食生活を見直してみましょう

今の食生活を見直し、これからの食生活を考えることが大切です。目の前にあるものなら何でも食べないといけない時代は、はるか昔に終わっています。何をどのように食べるのかは自己責任の時代なのです。

いわゆる健康食品

もう一つふれておきたいのは、いわゆる健康食品、サプリメントの問題です。

昔から「医食同源」という言葉があります。病気をなおすのも食事をするのも生命を養い健康を保つためで、本質は同じだという意味です。

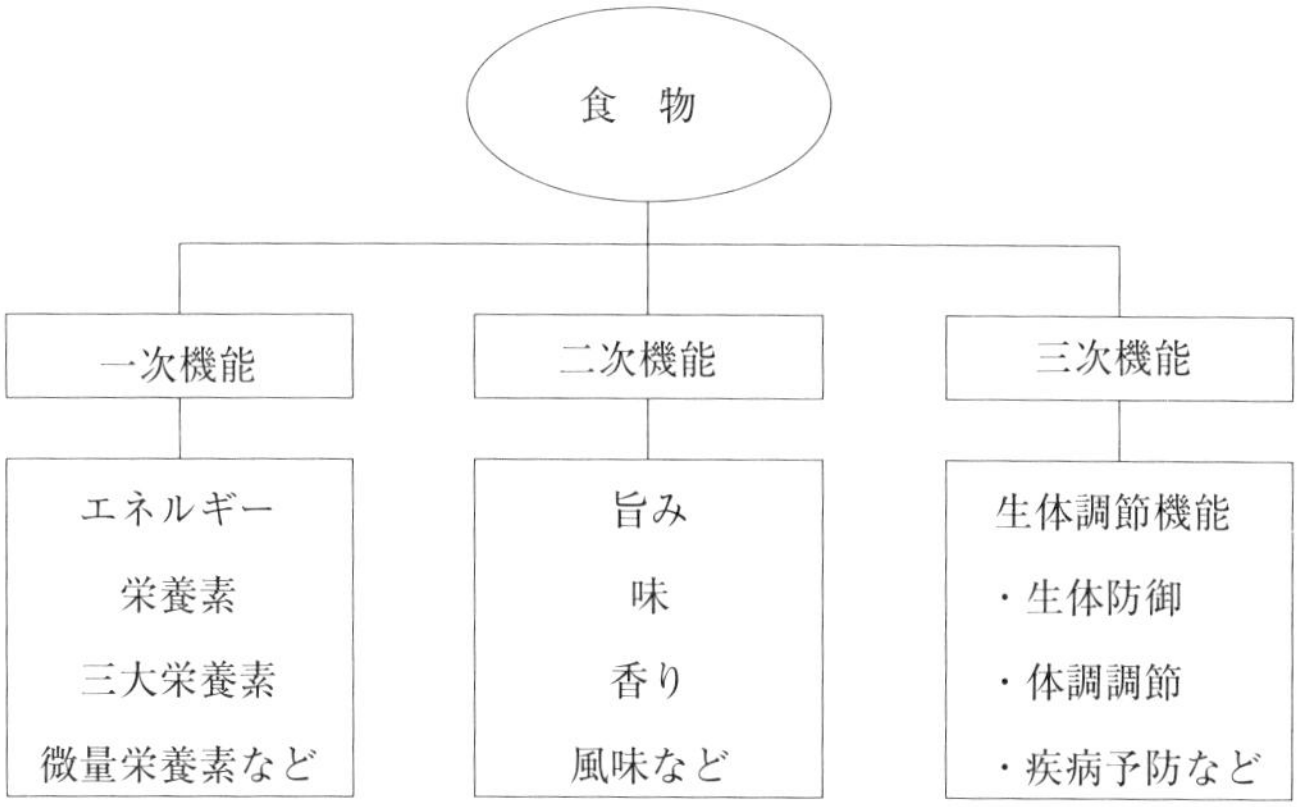

図２　食物の機能

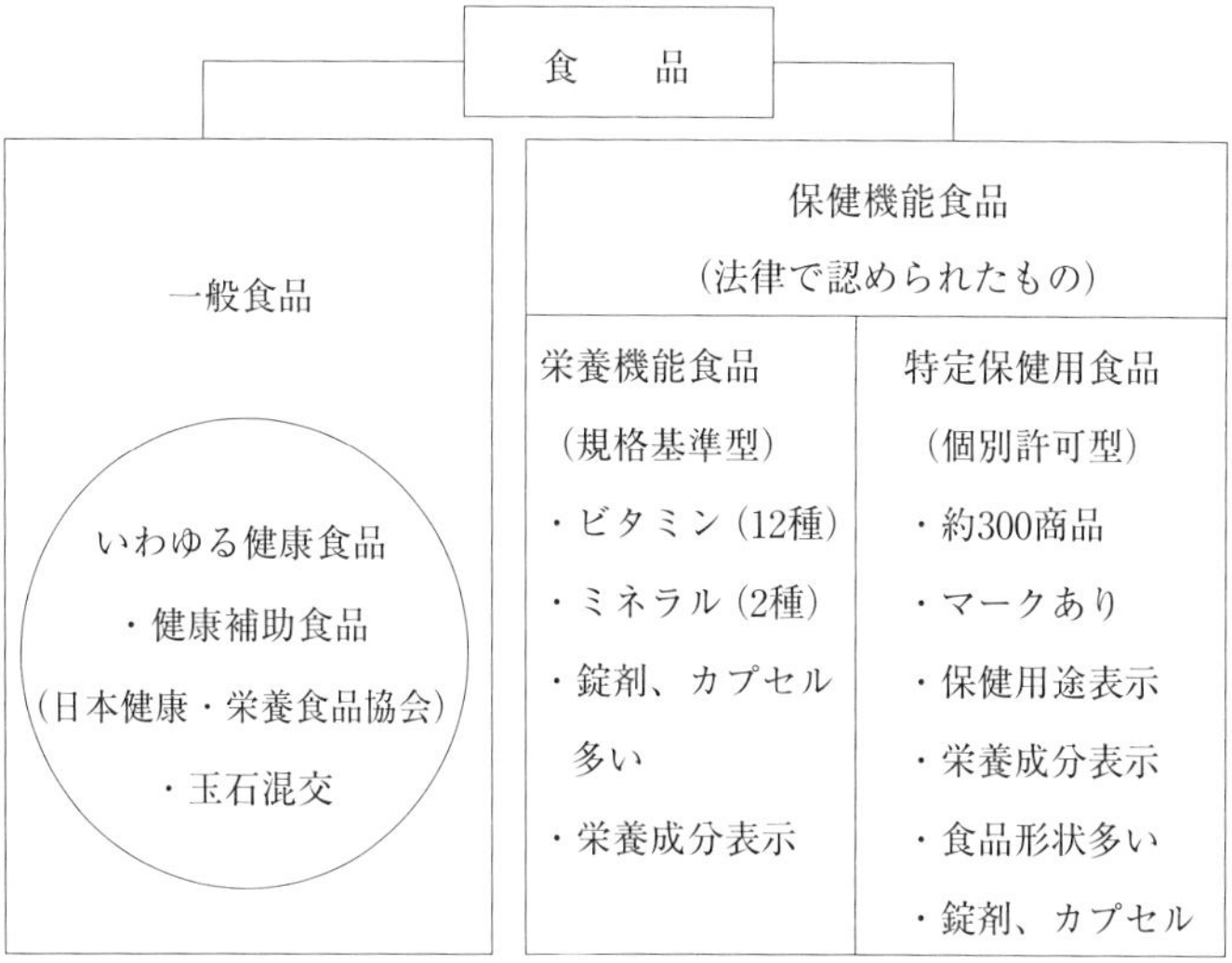

図３　法律で認められた保健機能食品

今は医薬区分です。口から入るものは医薬品と食品のどちらかにに分かれます（図1）。医薬品には定義があります。すなわち、薬とは体の構造や機能に影響を与えるもので、病気の診断、検査、治療に用いるものと定義されています。そして、薬は日本薬局方に収載されています。それ以外は、すべて食品になります。食品は薬ではありませんから、糖尿病によいとか、がんに効くとはいえません。いえば薬事法違反になります。それでは八百屋さんが大根片手に「これはジアスターゼを含んでおり消化にいいですよ」といって売れば薬事法違反でしょうか。この場合は違反にはなりません。それは、だれも大根をみて薬と思わないからです。だけど大根おろしにして、瓶にでもつめて売れば話は変わるかもしれません。

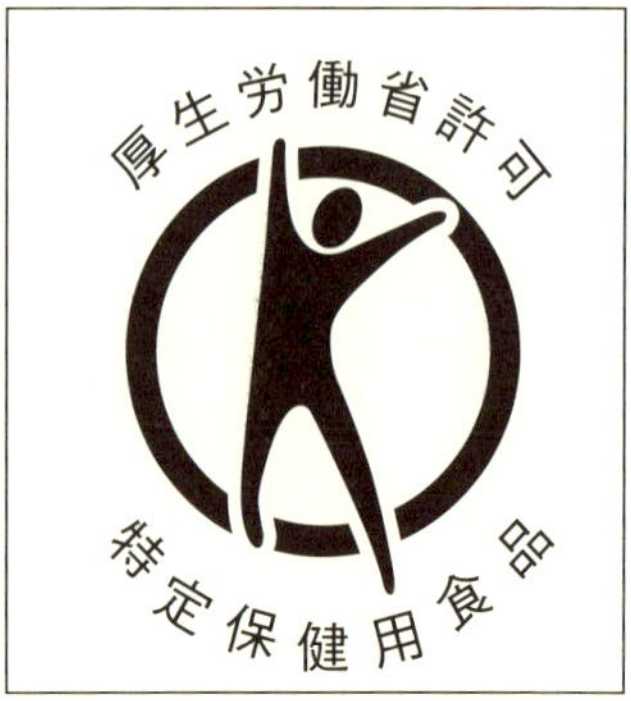

図4　特定保健用食品のマーク

このように従来から、食べ物と薬はきちんと区別されているのですが、少し境界領域ができ混乱が生じています。その原因の一つは食品機能に関する研究が進んできたこと、そしてもう一つはこの世界にも規制緩和の波が押し寄せてきたことです。

まず、食品機能の問題から考えてみましょう（図2）。食品の機能として、エネルギーや栄養素を含んでいるという一次機能、おいしさ・風味などの二次機能、そして第三の機能として体に様々な影響を及ぼす生体調節機能があります。近年、この食物がもつ第三の機能についての研究が進んできました。たとえば、唐辛子には交感神経を刺激して熱産生を高めるカプサイシンという物質を含んでいるとか、ワインにはポリフェノールという成分があり、心筋梗塞を防ぐ働きをもつといった具合です。

一方、規制緩和という点からみると、食品のもつ生体調節機能が一定の基準を満たしたものについて、法律で保健機能食品と食品に付加価値を認めることになりました（図3）。保健機能食品は、特定保健用食品と栄養機能食品に分かれます。特定保健用食品は表2に示すようなものがあり、データを申請し個別に許可されたもので図4のようなマークを表示できます。栄養機能食品は、ビタミン、ミネラルについて規格基準があります。これらはあくまで食品なのですが、どちらも錠剤、カプセル状のものが認められています。ですから食品か薬かがわかりにくくなるのです。

このように食品に付加価値を認められたものが出回ると、きちんと認可されていないのにあたかも体に有効であるかのような食品が氾濫してしまいます。いわゆる健康食品です。保健機能食品以外のものは

表2　特定保健用食品

1	血糖値が気になり始めた人の食品
2	血圧が高めの人の食品
3	体に脂肪がつきにくい食品
4	コレステロールが高めの人の食品
5	おなかの調子を整える食品
6	ミネラルの吸収を助ける食品
7	虫歯になりにくい食品

食品ですから、先に述べたように体に効くとはいえないのです。それなのに「XXX……が、がんに効く」「これを食べたら糖尿病がよくなった」などの情報が浸透しています。なぜこのようなことがおこるのでしょう。それは「この食品を食べて病気がよくなった」という個人の経験や考え方を本にすることが、出版の自由、表現の自由があるために規制できないことによるのです。機能をいえない食品と本から入ってくる情報が結びつき、いつの間にか「XXX……が、がんに効く」という情報が既成事実のようになっていくのです。

これらの食品に対して、どのように対処するのか。食べる側の消費者が、冷静に判断することが必要になります。食べるのか、食べないのか——。これからは、自己責任の時代なのです。

第10章　運動不足がもたらすもの

人はなぜ動かないのか

前章までは、食べることについて述べてきました。ここでは体を動かすことについて、考えることにしましょう。生活習慣病とは、食習慣、運動習慣、休養、飲酒、喫煙といった生活習慣が、その発症・進展に関与する疾患群のことです。食事と運動は、このようにセットで考えられることが多いのですが、大きな違いがあります。それは人間には食欲はあるのですが、運動欲はないということです。むしろ、できるだけ動かなくて済むように、車やエレベーターなど便利なものを開発してきました。これらは、たしかに体の不自由な人には福音です。でもあちこちの駅で、元気な人たちがわずかな階段を避けてエスカレーターの前に群がるのを見かけると、これでいいのかなと思ってしまいます。また、自家用車の普及と糖尿病の増加が関連しているというデータもあります。ですから、動くことの意味をもう一度考え直してみましょう。

歩かなくなった日本人

まず、現代人は仕事で動くことが減りました。特に体を使う農業など一次産業に従事する人口が減っています。それ以外の仕事でも、体を動かす機会は減りました。多くの人が、デスクワークに従事しています。このような状況で日本人は、いったいどの位歩いているのでしょう。平成一〇年の国民栄養調査によると、一〇歳代で平均九〇〇〇歩、三〇~六〇歳代で平均八〇〇〇歩歩いています。八〇〇〇歩も歩いていると言うべきか、八〇〇〇歩しか歩いていないと言うべきでしょうか。実はこのデータをみる前は、正直もっと少ないのではないかと思っていました。

しかし中には家から会社までの通勤は車、会社では一日中デスクワークをし、全く歩くことがないという人もいます。このような生活を送っている人の一日の歩数は、わずか二〇〇〇~三〇〇〇歩です。このように一日四〇〇〇歩以下の生活の人は、三〇~六〇歳代でおよそ一〇%、一〇代でさえ八%いるのです。

それでは、どのくらい運動すれば運動習慣があるといえるのでしょう。本当は、できれば一日おきに週三回は運動してほしいのですが、さきほどの国民栄養調査では週二回、一回三〇分以上の運動を一年以上続けている人を、運動習慣がある人として統計をとっています。これによると、運動習慣がある人は、男女とも約二五%、四人に一人でした。そして、男女とも若い人ほど運動習慣がなく、二〇〜三〇代で、運動習慣があると答えたのは二〇%以下で最も低値でした。また、その中には運動不足と感じている人は多くいます。そして、高校生のころ、または高校を卒業したころから運動不足が始まったと感じている人が多いようです。

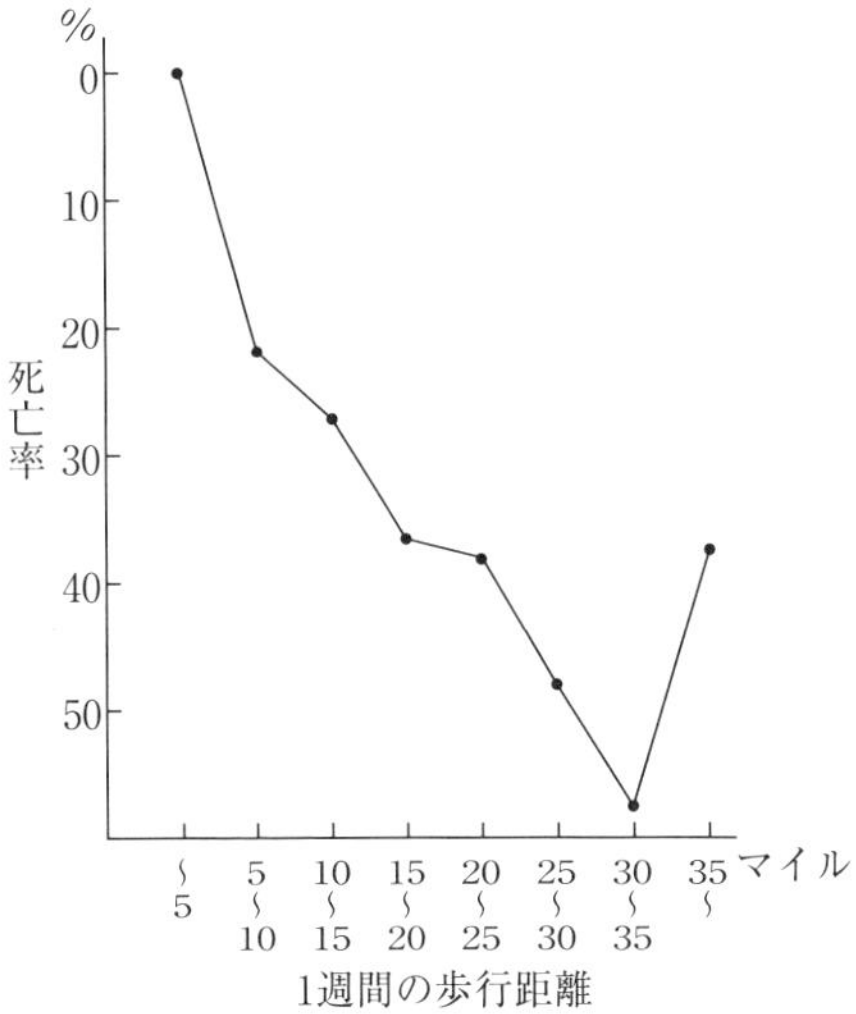

図１　1週間の歩行距離と死亡率との関係

1週間に5マイル以下の歩行をする人の死亡率を100%として、それ以上歩行する場合どれだけ死亡率が低下するかを示す

(PAFFENBERGER, R. S. Jr.：N. Engl. J. Med. 314：605, 1986)

一週間に五マイル（約八キロメートル）以下しか歩かない人の死亡率を一〇〇%として、どのくらい歩くとどれだけ死亡率が低下するのか調べた報告があります（図1）。これによると、五マイル以下の人と比べ二五〜三〇マイル（約四〇〜五〇キロメートル）歩く人の死亡率は半分でした。また、最近ではよく歩

表1　運動のもたらす生理効果（Kraus & Rarb，1961）

運動がもたらす8つの利益（トーマス D. ウッドによる）	運動がもたらす利益
1. 血液の循環が促進される	1. 高血糖の是正
2. 呼吸作用が活発になる	2. インスリン感受性の増強
3. 廃棄物の排除を円滑にする	3. 心血管系リスクの軽減
4. 消化の増進、吸収の促進	4. 高血圧の改善
5. 成長を刺激する	5. 心作業量の軽減
6. 心臓を強くする	6. 減量（食事療法とともに）
7. 筋肉を発達させる	7. 運動能力の向上
8. 神経活動を増進する	8. 健康増進とQuality of Lifeの向上

く人は、痴呆も少ないというデータもあります。

運動のもたらす生理効果は、表1のようにまとめられます。それ以外でもごく軽い運動を続けることにより、精神的ストレスの発散効果が認められています。運動不足が食習慣とあいまって、生活習慣病の引き金になっています。肥満や糖尿病などを、しばしば運動不足病と呼ぶのはそのせいです。

最近、ラットを使った研究で、運動が脳神経細胞の再生をうながすことがわかってきました。以前からよく歩いている人には痴呆が少ないということが知られていましたが、それを裏づける研究です。

将来、代謝や心肺機能を良くするだけでなく、ボケ防止のためにと思えばもっと運動する人が増えてくるでしょう。

運動の種類

運動は、場所の移動を伴う動的運動と、場所の移動を伴わない静的運動に分類できます。そして、動的運動はさらに二つに分けられます。すなわち、歩く・走るというように息を継ぎながら行う有酸素運動（エアロビクス）と、一〇〇メートルダッシュのように息を止めて行う無酸素運動（アネロビクス）です。一方、静的運動も二つに分けられます。静的運動は、ブルーワーカーなどのように、筋肉の収縮を持続させる等尺運動（アイソメトリックス）と、ボートこぎなどのような筋肉の繰り返し運動（アイソトーニクス）とに分けられます。

健康にとってはどの運動でもよいのですが、生活習慣病対策という点では、有酸素運動が効果的です。また、中高年者にとって比較的安全に行うことができるのは、この有酸素運動です。若い人では、静的運動で筋力をつけることも大切です。

筋肉は大きく分けると二種類

筋肉は、速筋（白筋）と遅筋（赤筋）の大きく二種類に分けられます。速筋は、ブドウ糖を主たるエネルギー源として用い、収縮は早いが持続性に欠けます。一方、遅筋は脂肪酸もエネルギーとして利用でき、速筋と異なり持続性の運動に適しています。オリンピッククラスのマラソンランナーは遅筋が多く、逆に一〇〇メートルランナーは速筋が多いのです。それに比べると一般の私たちはほぼ半々の割合です（図2）。肉の赤身を食べたら赤筋が増え、白身の魚を食べると白筋が増えるといったものではありません。赤筋と白筋の割合は、ある程度遺伝的に規定されて

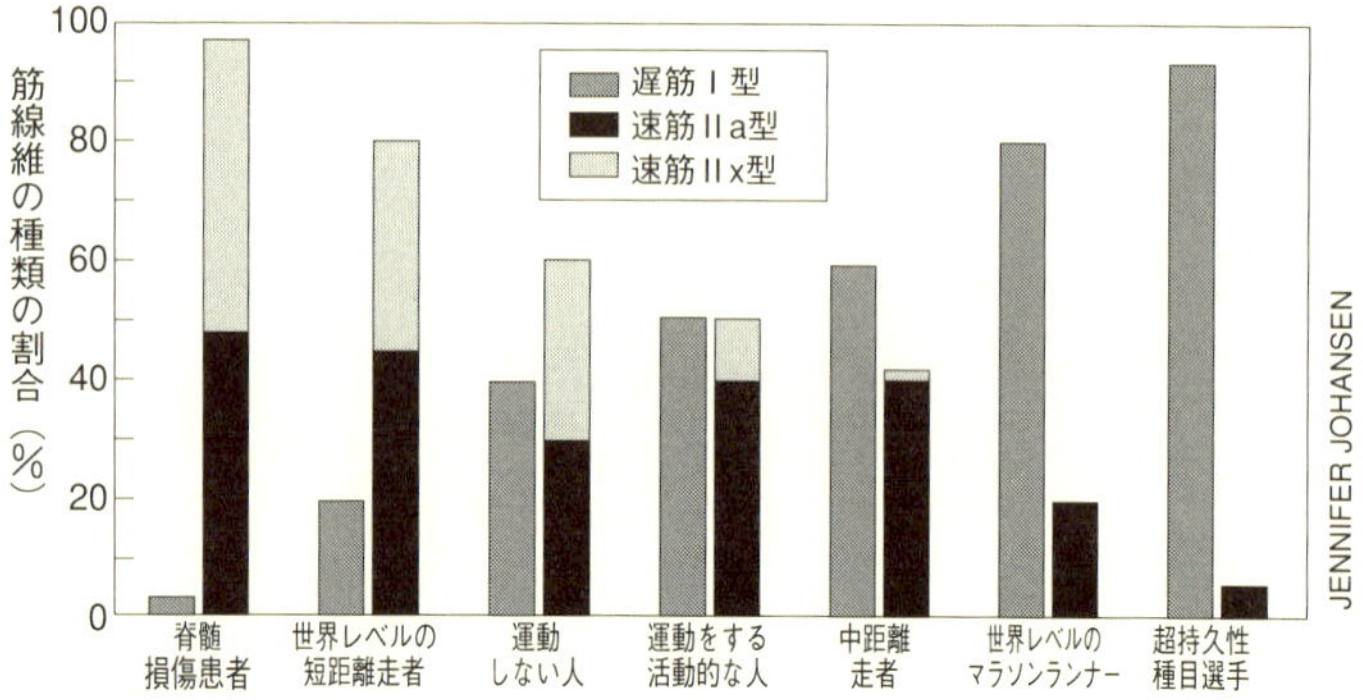

図２　筋肉の種類（「日経サイエンス」より）

います。しかし、トレーニングにより、いくらかはその運動に適応するよう変化します。

　このように、人間は運動の種類、強さに本当にうまく適応することができるのです。

運動と代謝

　筋肉が活動するためのエネルギー源は、ブドウ糖と脂肪酸ですが、筋肉は運動の種類や強さにより両者を巧みに使い分けています。ブドウ糖は酸素が十分あれば完全燃焼し、一分子から三八モルのエネルギー物質であるＡＴＰを産生しますが、酸素が不足すればわずか二モルのＡＴＰしか産生できず乳酸が生じます。一方、脂肪酸は酸素がなければ燃焼しません。しかし、酸素があればわずかな脂肪酸から大量のＡＴＰを産生してくれます。たとえば、一モルのパルミチン酸という脂肪酸が燃焼すると、一二九モルのＡＴＰが生じるのです。

一〇〇メートル競走のような無酸素運動では、ほぼ一〇〇％ブドウ糖がエネルギーとして使われます。しかし酸素が足りないので筋肉に乳酸が貯まります。このようなときの筋肉痛は、乳酸蓄積が原因です。乳酸が除去されると痛みもとれ、また走ることができるようになります。ですから一〇〇メートル競走は午前中に予選、午後決勝というプログラムが組めるのです。

しかし、マラソンのように長時間走るためには、ブドウ糖だけではエネルギーが不足します。血液中のブドウ糖はせいぜい三～四グラム、筋肉や肝臓に存在するブドウ糖の貯蓄型であるグリコーゲンを取り崩しても、せいぜい二〇〇グラムのブドウ糖にしかなりません。そこでマラソンのような場合、脂肪酸を上手に燃やしてエネルギーを捻出していきます。マラソンで「スタミナが切れた」というのは、筋肉のグリコーゲンが消失し、これ以上走れなくなったときなのです。これは少し休んだくらいでは回復しません。マラソンは同じ日に予選と決勝をせず、全員が一度にスタートするのはそのせいです。よくマラソン選手が意識朦朧としてゴールするのをみかけますが、ブドウ糖の枯渇が著しく、脳にブドウ糖がまわせなくなっている状況なのです。

ですから、競技スポーツでは、試合前のいつごろ何を食べるのかは、競技成績に大いに関係してきます。また、太らないための運動は、食前と食後のどちらが良いのかが議論になります。たしかに一回一回の運動を考えると、食前の運動と食後とでは糖や脂肪の燃え方がちがうのですが、長い目でみると運動を続けることが大切です。そのためには、一日の生活の中に運動をとりこむことが大事なのです。

運動を続けるとインスリン抵抗性は軽減する

さきほど運動の効果を表1にまとめました。なかでも運動によりインスリン抵抗性が軽減するということが、生活習慣病の予防にとって非常に重要です。インスリン抵抗性については既に述べましたが、ここでもう一度簡単にまとめておきます。インスリン抵抗性があるとそれを補おうとしてインスリンが増加します。インスリン抵抗性が共通の原因として、そこから肥満、糖尿病、高血圧、高脂血症といった動脈硬化の危険因子が生じてくるという考え方が、一般に認められるようになりました。つまり、インスリン抵抗性が軽減することは、これら危険因子すべてにいい影響を及ぼすことになります。したがって、運動は極めて重要な意味をもっています。最近になって、運動がどのような仕組みでインスリンの作用をよくするのか少しずつ明らかになってきました。この仕組みがもっとわかってくれば、将来運動しなくても運動したのと同じ効果をもたらす薬が、開発されるかもしれません。脳卒中やけがで運動したくてもできない人には、そのような薬もよいかもしれません。でも元気な人はやっぱり自分で手足を動かしましょう。

二本の足は二人の医者

西洋に、「二本の足は二人の医者」という格言があります。一本の足は病気の治療、もう一本は病気の予防という意味です。また、わが国でも鴨長明が方丈記に、「もしありくべきことあれば自らあゆむ」と歩くことの重要性を述べています。歩くということは足の筋肉を収縮させ、血液を心臓に送り返す働きをしています。だからこそ足は第二の心臓ともいわれるのです。

運動のしかた

月に一度の山登りやゴルフも、休日をじっとして過ごすより活動的でよいのですが、運動を続けているとはいえません。健康作りには、運動を続けることが極めて大切なのです。ですから、運動は「いつでもどこでも一人でも」がキャッチフレーズになります。相手がいる、時間が限られている、あるいは場所が必要だとなれば、続けることはむずかしくなります。そう考えると、最も適している運動は、歩くことやジョギングといったところです。

まずは、一日の歩数を数えることから始めましょう。一日の歩数を七〇〇〇歩から八〇〇〇歩確保するようにしましょう。それが日本人の平均値です。それをクリアできる人は、一万歩をめざしましょう。歩けば歩くほど、エネルギーを消費していきます。

さらに次の目標は、続けて三〇分休まずに歩くことです。早足で二〇分、普通の歩行なら三〇

表2　運動による消費エネルギー換算表

運動の強さ	1単位あたりの時間	運動（エネルギー消費量、kcal/kg/min）
I. 非常に軽い	30分間ぐらい続けて1単位	散歩（0.0464）、乗物（電車、バス立位）（0.0375）、炊事（0.0481）、家事（洗濯・掃除）（0.0471～0.0499）、一般事務（0.0304）、買い物（0.0481）、体操（軽い）（0.0552）
II. 軽い	20分間ぐらい続けて1単位	歩行（70m/分）（0.0623）、入浴（0.0606）、階段（降りる）（0.0658）、ラジオ体操（0.0552～0.1083）、自転車（平地）（0.0658）、ゴルフ（平均）（0.0835）
III. 中等度	10分間ぐらい続けて1単位	ジョギング（軽い）（0.1384）、階段（のぼる）（0.1349）、自転車（坂道）（0.1472）、歩くスキー（0.0782～0.1348）、スケート（0.1437）、バレーボール（0.1437）、登山（0.1048～0.1508）、テニス（練習）（0.1437）
IV. 強い	5分間ぐらい続けて1単位	マラソン（0.2959）、なわ飛び（0.2667）、バスケットボール（0.2588）、ラグビー（前衛）（0.2234）

注）1単位は80kcal相当　　（佐藤祐造：日本臨床 Suppl 9. 2002）

分で一単位の運動になります。最低限それを続けると、インスリン抵抗性が軽減されます。インスリン抵抗性が改善される意味は、さきほど述べました。そしてこのような運動効果は、おおよそ二日続くと考えられます。ですから、できれば毎日、むずかしければ二日に一度、まとまった運動を行ってください。

ちなみに一単位は、八〇キロカロリーを意味します。ごはんだと軽く一膳、六枚切りの食パン一枚が二単位に相当します。運動は思うほどエネ

表3　体力年代別の各種運動強度に対応する脈拍数（毎分）

運動強度	%	100	80	60	40	20
	負荷強度	最大強度	強度	中等度		軽度
	標語	運動強度の限界値	中高年者の健康づくりはこの範囲内の運動を持続する		初心者の運動はこのレベルでよい	この程度では運動とはいえない
体力年代	10歳代	193	166	140	113	87
	20 〃	186	161	136	110	85
	30 〃	179	155	131	108	84
	40 〃	172	150	127	105	82
	50 〃	165	144	123	102	81
	60 〃	158	138	119	99	80
	70 〃	151	133	115	96	78
自覚運動強度		非常にきつい～もうだめという感じ	かなりきついが持続できる範囲	マイペースジョギング程度の運動	少し運動になるという感じ	かなり楽に感じる運動・動作

（「糖尿病運動療法のてびき」より）

ルギーを消費していないのです（表2）。

また、若い人は筋力トレーニングを行うのも結構です。年輩者は、息を止めて行う運動は血圧や心臓に負担になることがありますので気をつけて下さい。

では、次に運動の強さを考えてみましょう。安全で効果が期待できる運動の強さは、しばしば中等度の強さといわれます。それでは中等度の強さとは、どのくらいの運動なのでしょうか（表3）。もうこれ以上動けないという極限状態を、最大酸素摂取量一〇〇％として運動の強さを表します。中等度とは、その四〇～六〇％の強さをいいます。運動中の自覚症状でいうと、「少し汗ばむ程度の運動」「運動している実感があり、いつまでも続けられそうな強さの運動」が目安になります。「少し物足りない運動」は、四〇％程度でしょう。脈の数も運動の強さの目安にはなりますが、自覚症状は結構役に立ちます。

アメリカ大統領はなぜ走るのか

要は中等度の強さの運動を一日二単位、週三回続けることが大切です。このような運動習慣が、疾患予防につながるのです。

とは言っても、なかなか時間がとれず運動できない人も、大勢おられることでしょう。私もその一人でした。あるとき、同僚で運動生理学を専門にしておられる森谷敏夫教授から「あなたは、アメリカの大統領より忙しいのですか」といわれてしまいました。以前アメリカの大統領が来日したとき、皇居の周りをジョギングしたことが話題になったことがありました。あれだけ多忙を極めるアメリカ大統領が、自分の健康管理のためジョギングの時間をとっているのです。それと比べて日本の政治家は……。森谷教授はご自身ランニングパンツで毎日八キロ走っておられます。講義では足を学生にみせ、「これが腓腹筋でこれが下腿三頭筋……」と説明し、「京大ひろしといえどこんな足は自分だけ」とご満悦です。以来、私もできるだけ休みの日には、イヌと競争で走っています。おかげで私は地下の研究室と三階の教授室を何往復しても大丈夫になりました。逆に、両方を行き来する学生や院生の方が息を切らしているくらいです。

第11章　こころと体

ここまで、体の健康を中心に述べてきました。もう一つ考えなければいけないのが、こころの健康です。「病は気から」という言葉があるように、こころと体が密接に関連しあっていることは、古くから知られていましたが、現代社会において、改めてこころの問題が大きくクローズアップされています。こころとは、一体何でしょう。一七世紀になり、デカルトが、人間をこころと体に分けたといわれています。デカルトは、方法論として還元主義を確立しました。還元主義とは、対象をより根源的な成分に分解して調べようとするものです。そのおかげといっていいでしょう。こころを体から切り離して、体の科学、医学は進歩を続けました。つまり、体は呼吸器や消化器といった器官の集合体であり、器官は組織の集合体で、組織は細胞の集合体です。そして、細胞の研究は今や遺伝子、ＤＮＡの研究にと発展しました。現在、ヒトの遺伝情報の総体であるゲノム解析を終え、今やポストゲノムの時代といわれています。つまり、物質としての体、その物質の変化として病気が位置づけられ、医学が発展してきたのです。これはいわば、理系の学問です。

しかし、ヒトを客観的に物質、「モノ」として扱わず、全体の人間として扱う場合、あるいは人間の集まりである社会を考える場合、この還元主義は有効でないことが多いのです。

こころは、物質として捕まえることができません。こころが脳の働きであることを否定する人は、まずいないでしょう。将来脳研究が進歩すると、こころも物質として理解できるようになるのかも知れません。しかし、少なくとも今しばらくそれは困難です。そして、こころは文系の学問のなかで取り扱われてきたと考えられます。

それがここにきて、こころと体の繋がりが重要視されるようになってきました。それは、現代社会のさまざまなひずみが、体そしてそれ以上にこころに大きな影響を及ぼしているからです。人間は物質が豊かになるために、いろいろのものを犠牲にしてきました。失ってきたもののなかには、目に見えないこころの問題がありました。

ここでは、こころと体の接点としてストレスの問題を取り上げます。

ストレス

「現代はストレスの時代である」といわれます。ストレスは心身の健康にとって非常に大きな問題ですが、扱いにくいテーマです。その一つの理由は、定量化しにくいことです。現代医学は客観性を重視し、ものを定量化することにより、多くの進歩をとげてきました。しかし、ストレスは定量化できないのです。また同じ状況でも、ある人にはストレスになり、別の人にはそうでもないといった個人差の問題があります。

そもそも、ストレスとは何でしょう。元来ストレスとは、外力に対する「歪み」という物理的な意味で使われていました。例をあげると、軟式テニスボールを指で押さえると、ボールはへこみます。このゆがみをストレスというのです。それが、外力と生体の反応についても使われるようになりました。厳密には、外からの力は、ストレスをおこすものとしてストレッサー、外力によっておこされる生体の反応をストレス反応というべきでしょうが、通常外力も生体反応も、ストレスと呼ばれることが多いのです。ここではストレッサーもストレスとして話します。

ストレスという言葉を初めて医学用語として用いたのは、一九三〇年代のハンス・セリエという学者です。彼は体に何らかの障害が加わったとき、本質的に共通の反応が現れると考えました。そして、この生体反応をストレスと呼びました。

人の生活におけるストレスは、大きく三つに分けられます。暑さ、寒さといった物理的ストレス、過労や感染などの生理的ストレス、もう一つは人間関係や不満といった社会的・心理的ストレスです。大きな問題は、社会的、心理的ストレスでしょう。まずこの問題について考えてみましょう。

有名なホームズとレイの社会適応スケールの研究があります（表1）。日常生活で遭遇する出来事に対して、社会的に再適応するために要する精神的エネルギー量を数値化したものです。配偶者の死を一〇〇点、結婚を五〇点としていろいろなライフ・イベンツがリストアップされています。なかには、配偶者が亡くなることを喜び、長生きする人もいるかもしれませんが、一般的に配偶者の死は人生の最も大きな出来事なのです。配偶者が亡くなると、残されたつれ合いが一年後に死亡する率は、対照に比べると二倍であったというデータがあります。昔から「後を追うように亡くなった」といいますが、真実なのでしょう。配偶者の死は、やはり大きなストレスだといえます。

この表で興味深いのは、過去一年間に体験した出来事のストレス度が、一五〇点以上だと約半数の人が、また三〇〇点以上の人ではその八割の人が病気になるという点です。このように精神的ストレスが心身の健康障害をひきおこします。大阪大学の森本兼曩教授の研究によると、日本で調査しても、ストレス度が最も大きいのは配偶者の死で、ついで離婚、子どもの非行、解雇、会社の倒産等が続きます（『ストレス危機の予防医学』ＮＨＫブックス）。生活文化の異なる日

表１　社会適応スケール

順位	生活事件(ライフ・イベンツ)	平均値	順位	生活事件(ライフ・イベンツ)	平均値
1	配偶者の死亡	100	23	子供が家を去ってゆく	29
2	離婚	73	24	姻戚とのトラブル	29
3	別居	65	25	優れた個人の業績	28
4	拘置所拘留	63	26	妻が仕事を始める、あるいは中止する	26
5	家族のメンバーの死亡	63	27	学校が始まる	26
6	自分の病気あるいは傷害	53	28	生活状況の変化	25
7	結婚	50	29	習慣を改める	24
8	解雇される	47	30	上司とのトラブル	23
9	夫婦の和解	45	31	仕事の状況が変わる	20
10	退職	45	32	住居が変わる	20
11	家族の一員が健康を害する	44	33	学校が変わる	20
12	妊娠	40	34	レクリェーションの変化	19
13	性的困難	39	35	教会活動の変化	19
14	新しい家族が増える	39	36	社会活動の変化	18
15	仕事の再適応	39	37	1万ドル以下の抵当か借金	17
16	経済状態の変化	38	38	睡眠習慣の変化	16
17	親友の死亡	37	39	家族の団らん回数の変化	15
18	異なった仕事への配置換え	36	40	食習慣の変化	15
19	配偶者との論争の回数の変化	35	41	休暇	13
20	1万ドル以上の抵当か借金	31	42	クリスマス	12
21	担保物件の受け戻し権喪失	30	43	ちょっとした違反行為	11
22	仕事上の責任変化	29			

(T. H. Holmes & R. H. Rahe, 1967)

米でかなり共通した結果が得られたことはこれまた興味深いことです。

ストレスに対する反応

体は外界が変化しても、できるだけ内部環境を一定に保とうとします。これをホメオスターシスと呼んでいます。これには神経系、内分泌系（ホルモン系）、免疫系が重要な働きをしています。従来内分泌や神経、免疫といった系はそれぞれ独立したシステムと考えられていましたが、現在ではこれらの系が密接に関連しあって体を調節していることが明らかになってきました。

神経のなかでも、体の機能を調節している自律神経の中枢は、脳の視床下部にあることはよく知られています。視床下部は同時に、ホルモンの中枢でもあります。

したがってストレスが加わると、視床下部を介して自律神経やホルモン、そして免疫系が機能するのです。そして、ストレスがその対応能力を超えると、様々な病気が生じることになります。

自律神経は図1に示すように、体のいろいろな臓器と関係が深く、ストレス疾患と呼ばれるものがあらゆる臓器におこることが理解できるでしょう。一方、内分泌系では視床下部、脳下垂体を介して副腎皮質ホルモン、いわゆるステロイドホルモンが中心的役割を果たします。ステロイドホルモンも、体の様々な機能調節に重要な役割を果たすホルモンです。このようにして、ストレスは体に影響するものと考えられます（図2）。

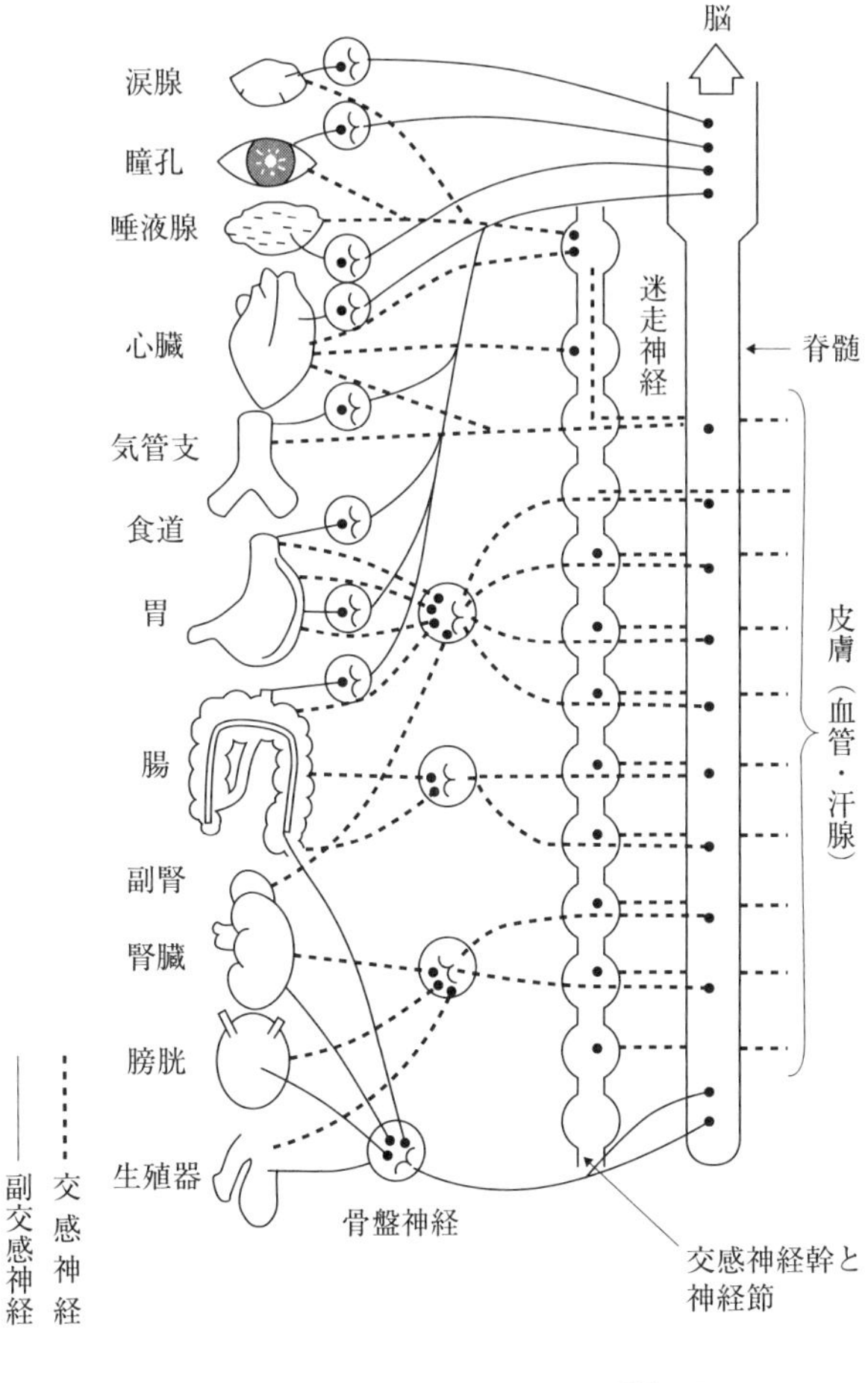

図１　自律神経はいろいろな臓器と関係が深い

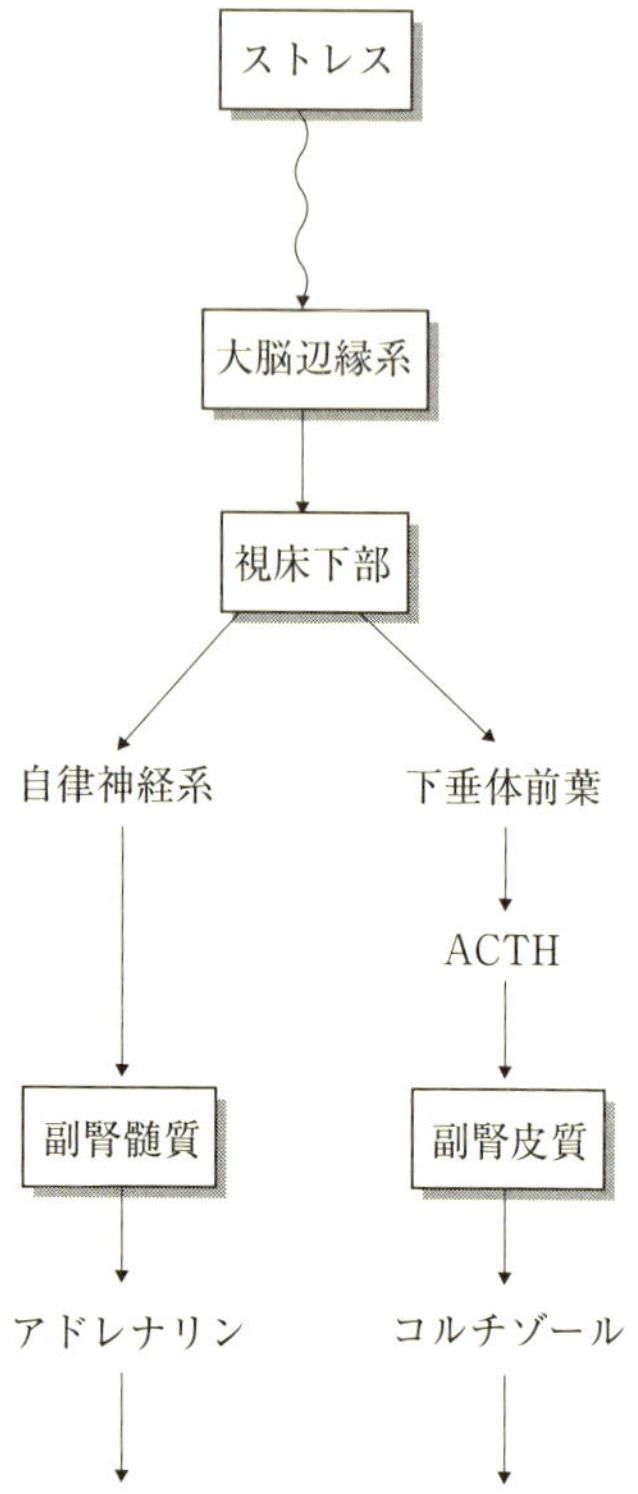

図2　ストレスと神経、内分泌との関連

ストレス疾患

身体症状があり、その発症や経過に心理・社会的因子が関与している病態を、心身症といいます。日本心身医学会が、心身症を表2のようにまとめています。なんと多いことかと驚きます。

ストレス疾患の代表である胃潰瘍を例に考えてみましょう。スポーツの監督がよく、「胃の痛むような試合だった」とコメントするのを耳にします。また四月になると人事移動で胃潰瘍になり、病院を受診する人がおられます。これらは、ストレス潰瘍といえるものです。胃は自律神経やホルモンにより胃酸分泌が調節されていますが、それがストレスにより破綻をきたし潰瘍をつくるわけです。

表2　心身症の病名と種類

1. 循環器系：本態性高血圧症、本態性低血圧症（低血圧症候群）、神経性狭心症、一部の不整脈、心臓神経症
2. 呼吸器系：気管支喘息、過呼吸症候群、神経性咳嗽
3. 消化器系：消化性潰瘍、潰瘍性大腸炎、過敏性腸症候群、神経性食欲不振症、神経性嘔吐症、腹部膨満症、空気嚥下
4. 内分泌代謝系：肥満症、糖尿病、心因性多飲症、甲状腺機能亢進症（バセドウ病）
5. 神経系：片頭痛、筋緊張性頭痛、自立神経失調症
6. 泌尿器系：夜尿症、インポテンツ、過敏性膀胱
7. 骨筋肉系：慢性関節リウマチ、全身性筋痛症、脊椎過敏症、書痙、痙性斜頸、頸腕症候群、チック、外傷性神経症
8. 皮膚系：神経性皮膚炎、皮膚掻痒症、円形脱毛症、多汗症、慢性蕁麻疹、湿疹、疣贅
9. 耳鼻・咽喉科領域：メニエール症候群、咽喉頭部異物感症、難聴、耳鳴り、乗物酔い、嗄声、失声吃音
10. 眼科領域：原発性緑内障、眼精疲労、眼瞼痙攣、眼ヒステリー
11. 産婦人科領域：月経困難症、無月経、月経異常、機能性子宮出血、更年期障害、不感症、不妊症
12. 小児科領域：起立性調節傷害、再発性臍疝痛、心因性の発熱、夜驚症
13. 手術前後の状態：腸管癒着症、ダンピング症候群、頻回手術症(ポリサージャリー)、形成手術後神経症
14. 口腔領域；突発性舌痛症、ある種の口内炎、口臭症、唾液分泌異常、咬筋チック、義歯神経症

(以上の疾患には心身症としての病態をもつものが多い)

（日本心身医学会による）

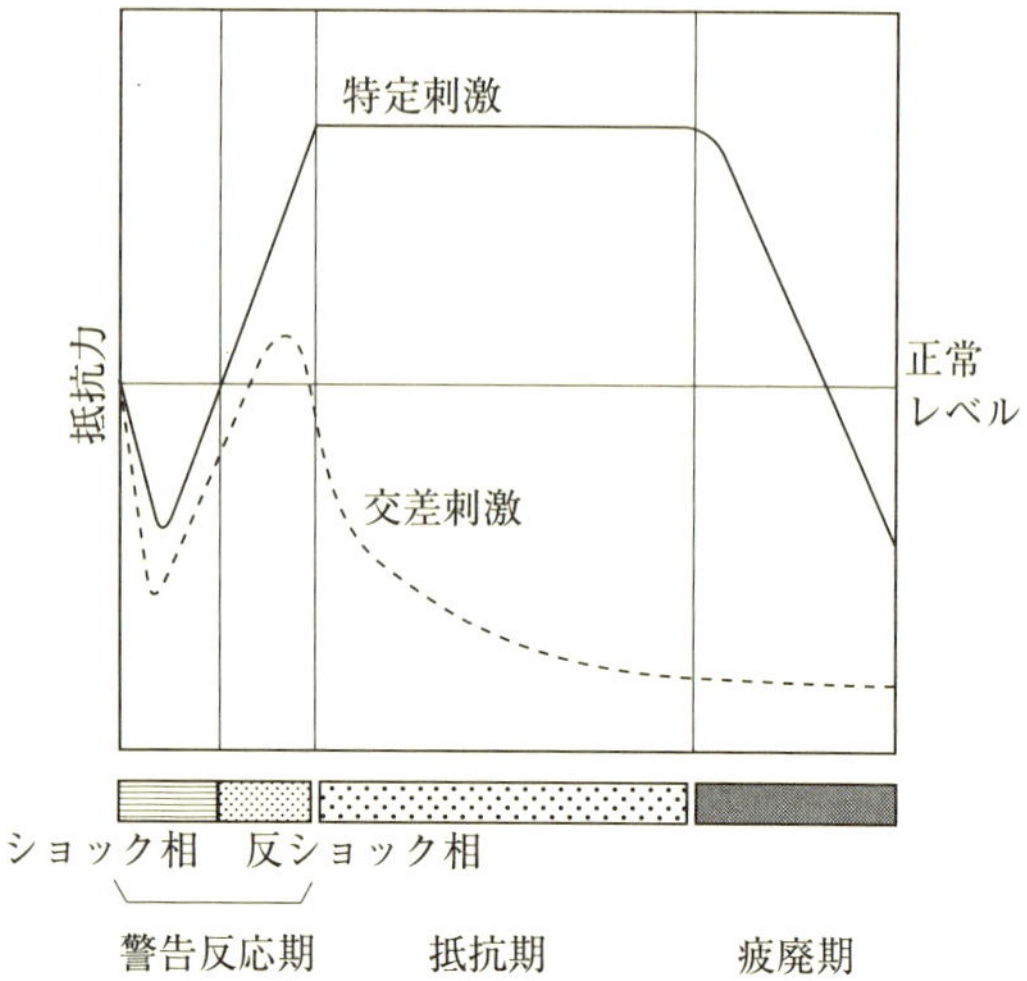

図3　ストレスに対する体の反応
（『ストレスを科学する』大日本図書より）

ストレス反応

ストレスに対する反応を図3にまとめています。これによるとストレスに対する反応は、三期に分けられます。

1　警告反応期

これはさらにショック相と反ショック相に分けられます。

(1)　ショック相

ストレスに対して適応できておらず、まったく受け身の状態で、いわばストレスに振り回されている時期といえます。

(2)　反ショック相

この時期にはストレスに対して積極的な防御反応ができ、ストレスに"fight or flight"（立ち向かうか逃げるか）を選択することになります。この時期は別のストレスに対しても、抵抗力が高まるといわれます。

2　抵抗期
あまりにもストレスが強いと警告期から死につながりますが、その時期を乗り越えるとストレスに積極的に適応する反応がでてきます。しかし、このころには反ショック期とは異なり、別のストレスに対する抵抗力は弱まります。

3　疲廃期
ストレスにさらされ、疲労困憊の時期です。

生体全体のストレスに対する適応エネルギーには、限界と個人差があるようです。たとえば気候の変わり目に風邪を引きやすいという現象は、気候の変化というストレスに適応するためエネルギーを使ってしまうので、感染に対して適応する余力が減ってしまい風邪を引きやすいと説明できます。

また、ネズミを使った興味あるストレス実験がありますので、いくつか紹介します。
まず一つ目は、電気ショックを与えるストレスと、心理的ストレスを与える実験を行いました。その結果、電気ショックによるストレスには慣れができましたが、心理的ストレスには慣れが生じなかったのです。

二例目として、電気ショックを与えるときにレバーを押すと、電気ショックからまぬがれるようにした実験があります。これは、ストレスを自分でコントロールできるかできないかで、反応に差があるのかどうかを調べる研究ですが、自分でストレスをコントロールできる方が、よりストレスを感じているような結果でした。他人まかせの方がストレスが少ないということでしょうか。興味ある実験です。

ストレスと性格行動様式

人のストレス反応が、ネズミと大きく異なるのは、人は複雑なこころをもっており、個性があるからでしょう。ストレス反応を修飾する因子の一つに、性格行動様式があります。

アメリカで約三〇〇〇人を対象にして、心筋梗塞とライフスタイルに関する九年にわたる追跡調査が行われました。その結果、アメリカ人の行動パターンは、A型、B型、C型の三群に分類できることがわかりました。血液型のA型やB型ではありませんので、混乱しないようにしてください。ここでいう行動様式のA型というのは、「競争心が強く、物事をやりとげないと気が済まない」「せっかちで、時間に追い立てられるような生活を送っている」ような人のことです。

一方、B型の行動様式はA型の対極にあり、のんびり、ゆったり、円満な性格とされます。ある研究者は生活を水にたとえて、A型の人生を「渦巻く洪水」「岩を噛む急流」、B型は「小川のせせらぎ」「ゆったりとした大河」と区別しています。そして、A型の行動様式が虚血性心疾患の発症リスクになっていることで注目されました。

たしかに、A型行動様式は心疾患のリスクかもしれませんが、仕事などを行っていくうえでは欠かすことのできない大事な性格と考えられます。A型とB型のどちらが良い悪いではなく、自分の行動様式を知り、それにどのように対応するとよいのかを考えればよいのではないでしょうか。

あなたはどちらのタイプなのでしょうか。前出『ストレス危機の予防医学』に東海大式日常生活調査票によるA型行動パターンスクリーニングテストがありますので、質問表とその評価を引用します。講義をうけている学生さんにも実施しましたが、圧倒的に多かったのはタイプA2でした。

よいストレスと悪いストレス

ストレスのない人生は、今も昔もないのかもしれません。むしろ適度のストレスは、人類進歩、生活向上に役立っていたと考えられます。しかし、近代社会ではストレスが過度のものとなり、多くの病気につながっているといえます。

ストレスをどう受け止めるのか、そしてどう対応するのかが問題なのでしょう。先ほど述べま

表3　質問表

入学年度	所属（学部・学科）	回生	組	学生番号

氏　　名		タイプAスコア	

以下の質問について、あなた自身の生活にできるだけ近いものに○を付けて下さい。
質問には正解はありませんから、全部の項目に気楽にお答え下さい。

1）ストレスや緊張したとき、上腹部が痛むことがありましたか？
　1　全くなかった　　2　時々あった　　3　しばしばあった
2）あなたは気性が激しい方でしたか？
　1　むしろ穏やかな方だった　2　普通
　3　幾分激しかった　　4　非常に激しかった
3）あなたは、責任感が強いと人から言われたことがありますか？
　1　全くない　　2　時々言われた
　3　しばしば言われた　　4　いつも言われた
4）あなたは仕事に対して自信を持っていましたか？
　1　全くなかった　　2　あまりなかった
　3　幾分あった　　4　非常にあった
5）仕事を早くはかどらせるために特別に早起きして、職場に行くことがありましたか？
　1　全くなかった　　2　時々あった
　3　しばしばあった　　4　常にあった
6）約束の時間には遅れる方でしたか？
　1　よく遅れた　　2　時々遅れたが、大抵は遅れなかった
　3　決して遅れなかった　　4　30分前には必ず行くようにした
7）自分が正しいと思うことは、どこまでも貫くことがありましたか？
　1　全くない　　2　時々あった
　3　しばしばあった　　4　常にあった
8）あなたが、数日間の観光旅行をすると仮定した場合、次のどれに最も近かったですか？
　1　特に計画はたてず、成り行きまかせで行く
　2　1日単位で大体の計画をたてる
　3　時間単位で細かく計画をたてる
9）他人から指図された時、あなたはどう思いましたか？
　1　その方が気が楽だと思う　　2　気にとめない
　3　嫌な気がする　　4　怒りを覚える
10）あなたが車を運転していたと仮定し、後ろの車に追い越されたとしたら、あなたはどうしたと思いますか？
　1　マイペースで走り続ける
　2　スピードをあげ、なるべく追い越し返そうと思う
11）仕事が終わって、帰宅したらすぐにリラックスした気持ちになれましたか？
　1　すぐになれる　　2　すぐになれないが、比較的早くリラックスできる
　3　少しいらいらした気持ちが続く
　4　いらいらして家族に八つ当たりすることか多い
12）生活習慣になっているものは？（該当するものすべてに○して下さい）（＊）
　1　飲酒　　2　喫煙　　3　運動
注）＊著者追加

表４　A型行動パターンスクリーニングテスト

「東海大式日常生活調査表」の質問項目のうちより選び出した11項目（質問1、2、5、9、10、11、15、17、21、24、25）よりなる。

(1) 採点方法：下記の各質問番号の回答に付けられた点数（A）を合計したものを（T）とすると、
スコア＝(T－24)×0.25

質問番号	回答	A	回答	A	回答	A	回答	A
1)	1.	9	2.	22	3.	33		
2)	1.	6	2.	15	3.	21	4.	28
5)	1.	－6	2.	－14	3.	－19	4.	－24
9)	1.	11	2.	21	3.	34	4.	48
10)	1.	7	2.	16	3.	23	4.	29
11)	1.	25	2.	60	3.	93	4.	128
15)	1.	10	2.	25	3.	37	4.	48
17)	1.	－15	2.	－37	3.	－61		
21)	1.	6	2.	13	3.	19	4.	27
24)	1.	24	2.	47				
25)	1.	12	2.	28	3.	41	4.	52

(2) スコアの評価：健診受診者の平均値は43点（SD9.2）で、高得点になるにつれ、いわゆるA型の傾向が強まる。
健診においては以下の4段階に分けて評価している。
A1：S＞52.2（S＝スコア）
A2：52.2＞S＞43.1
B2：43.1＞S＞33.8
B1：S＜33.8

（保坂他「タイプA行動パターン」より）

したように、性格やこころのもちかたが大きく関係しています。生活習慣病の定義に食習慣、運動習慣とともに、休養という言葉がおりこまれています。この休養とは、ストレスへの対応の意味があると思われます。

第12章　未　病

予防と健康教育

これからの医療は、予防に向かわなくてはなりません。前にも少し触れましたが予防にもいろいろの段階があります。糖尿病を例にあげると、糖尿病にならないための一次予防、糖尿病になってても悪化させないための二次予防、合併症が始まってても失明や透析といった臓器不全に至らないようにする三次予防といった具合です。

日本の糖尿病患者さんはおおよそ六九〇〇万人、糖尿病予備軍を含めると一四〇〇万人に上ります。糖尿病の合併症により失明する人、腎臓の悪化により透析を受ける人が増加し、糖尿病にかかる医療費は一兆八〇〇億円を超えました。まさに、現代の国民病といっていいのですが、実際に糖尿病として治療を受けている人たちはその半数にもなりません。残りの人たちは、本当は糖尿病があるのに糖尿病と診断されていない人、診断されていても治療を受けていない人たちです。糖尿病を放置するとどうなるでしょう。食事療法や運動療法だけですむ人が、クスリやインスリン注射が必要になることもめずらしくありません。病院を初めて受診したときに、すでに合併症が始まっていることさえあります。現在では健康診断や病院受診時に、尿検査や血液検査を受け、糖尿病が疑われたり、糖尿病と診断される機会は随分と多くなっています。それなのに、病院で治療を始めないのはどうしてでしょう。

病院を受診しようという強い動機は、やはり何らかの自覚症状や他覚症状があることです。どこかが痛いとか、食欲がない、といった自覚症状があれば、病院に行ってみようということになります。黄疸がでたとか、顔色が悪い、といった他覚症状も病院受診のきっかけになります。ところが糖尿病や高血圧などの生活習慣病には、このような自他覚症状が乏しいのです。それでは、生活習慣病で病院受診を促すものはなんでしょうか。それは、血圧の意味、血糖値の意味を知っているかどうかなのです。高血圧や糖尿病についての知識があるかどうかなのです。そうするには、患者さんに対してだけでなく、多くの一般の人に対しても健康教育を行うことが必要であると思います。

もう一度くり返すことになりますが、病気についての知識があれば、病気の発見や悪化に早く気づくのです。さらに、そこから一次予防の道もひらけると思います。

予防の研究

糖尿病は、予防できるのでしょうか。このテーマについて、最近興味ある研究が次々と報告されています。

一つはアメリカのサンアントニオで、メキシコ系アメリカ人を対象にした調査です。メキシコ系アメリカ人もアメリカに移住すると、糖尿病の頻度が高くなります。そこで、移住してからの生活を職業、収入、教育歴などの指標により、移民者の文明の程度を四段階に分類し、糖尿病の頻度を検討しました。その結果、文明化が進むほど糖尿病の頻度が低下することが、明らかになりました。その理由として、文明化が進むと糖尿病についての知識や対策を学ぶ機会が増えたためと推測されました。

もう一つは、同じくアメリカで行われた糖尿病予防プログラムという研究です。糖尿病の家族歴があり、肥満しているといった糖尿病になりやすい人達でも、食事、運動に徹底した注意を払うと、糖尿病をかなりの程度予防できるというものです。

つまり糖尿病についての健康教育が、糖尿病の発症予防に役だったことを意味しています。そして、食習慣、運動習慣の重要性が改めて確認されました。

健康教育

まず、大切なことは正しい知識を得ることです。テレビや雑誌、インターネットなどで、多くの健康に関する情報をえることができます。正しい情報なのか、そうでないのか。それを判断するには、予備知識が必要になることが多々あります。学校で行われている保健体育や健康科学の授業は、そういうときに役立つものであってほしいのです。このごろでは、医学の学会の多くが、正しい情報を伝えるべく、市民講座を開催するようになってきています。そのような機会を積極的に利用してほしいものです。

得た知識をどう受け止め、どう実践するのか。これがまた、大変重要なことだと思います。一九八五年、糖尿病の指導者であるアメリカ、ジョスリン糖尿病センターのクラール博士は、糖尿病についての講演を「学んで知っていることを実践しないのは、耕しても種をまかないのに等しい」としめくくられました。

まさにそのとおりだと思います。

そして、日進月歩の研究・診療に関する最前線の情報が、マスコミに大きくとりあげられる機会が大幅に増加しています。遺伝子技術を駆使したクローン羊やクローン牛、不妊者に対する人工受精の問題。技術的には、クローン・ヒトもおそらく可能でしょう。万能細胞といわれるＥＳ細胞からさまざまな臓器を作り出そうとする再生医学についても、しばしば新聞などでとりあげられます。脳死や移植、尊厳死の問題もあります。ダイオキシンなど外因性内分泌撹乱化学物質、いわゆる環境ホルモンが、大きくとりあげられたこともあります。香港などでおこった重症急性呼吸器症候群（ＳＡＲＳ）といわれる新しい感染症が、直ちに報道される時代です。

これらの問題のなかには、医学の専門家だけにまかせておけない問題も数多くあります。生や死の問題については、宗教・哲学・倫理・法律などの専門家も入って議論する必要があります。とりわけ重要なのは、国民一人ひとりがこれらの問題を自分の問題として考え、自分なりの意見をもつことだと思います。このようなときに役立つ健康教育が、これから必要になってくるのではないでしょうか。

患者療養指導

人は誰でも病気になり、患者になる可能性があります。その病気の性格や患者の役割が、時代とともに変わってきました。二〇世紀前半は、感染症、後半は生活習慣病や加齢に伴う疾患の時代といわれます。感染症のような急性疾患は一般にさまざまな症状があり、患者の社会生活や家庭生活が一時中断されることも普通です。しかし、急性疾患は、極端にいえば治癒するか死ぬかといったように決着がつくものです。また、急性疾患の場合、医療者に依存する点が多く、患者自身の役割はそれほど大きくないといえます。しかし、生活習慣病になると事情は全く違います。

生活習慣病は急性疾患と異なり、治りきる病気ではなく、患者は病気をもった人生を送ることを余儀なくされます。治療における患者の役割も「主治医は患者自身」といわれるように、急性疾患とは大きく異なります。患者は病気のこと、治療のためにどのようにするべきかなどについて知る必要があります。治療方針の決定に、患者自身が参加する場面もでてきます。患者の役割は、医療スタッフに助けられた医療チームの一員なのです。患者にはその病気についての情報を、よりくわしくわかりやすく指導する必要があります。

文明と疾患

私の恩師である京都大学前総長・井村裕夫先生は、次の通り、文明の変容と病気の問題は行き着くところ現代文明の批判に到達すると述べておられます。

「かつて人は強力な自然に対し無力であった。自然をおそれ、それゆえに自然に敬虔な気持ちを抱き続けてきた。たとえある年豊作でも次の年にはどうなるかは予測できなかった。したがって倹約は美徳、あるいは倫理の規範となった。人は欲望を抑制しながら生きてきたのである。しかし科学技術の進歩によって、人は自然を改造し、経済活動を発展させた。農業技術も進歩し、飢餓の心配も極めて少なくなった。それとともに自然に対する敬虔な気持ちは失われ、人は傲慢となった。長く手綱を締め続けていた欲望を解放してしまった。飽食、性の解放、便利な生活、そして限りない経済発展、それらがかつての人類がほとんど経験しなかった病気をもたらしたといえる」(「現代日本文化論5」岩波書店)

現在の生活習慣病は、そうした時代の産物であると結論しています。

Medalieは、文明の進展と疾患について、次のような仮説をたてました。

①第1期：感染性疾患の減少
②第2期：糖尿病の増加、心血管障害増加せず
③第3期：糖尿病罹患率高値、心血管障害の増加
④第4期：糖尿病罹患率減少、心血管罹患率高値
⑤第5期：糖尿病、心血管障害罹患率とも低下

わが国は、まだ第2期から第3期でしょう。

多くの現代文明病は、遺伝素因と環境因子が相互に関連して発症します。二一世紀は学問が進み、いくつかの疾患については原因遺伝子が解明され、遺伝子治療が行われる可能性もあります。しかし、糖尿病をはじめとする多くの文明病は多因子遺伝疾患であり、その遺伝子治療には困難が予想されます。人類は再び欲望に手綱をつけ、〝足るを知る〟ことが必要となるでしょう。そして、それにより文明病を予防することが可能となることを期待したいと思います。二一世紀は、予防医学の世紀にしなくてはなりません。

おわりに

二〇〇三年度は、総合人間学部と大学院人間・環境学研究科の改組にむかって準備を進めた年で、私自身、大学でのいろいろの役割をつとめながらこの本を書きました。思い出になる本です。ちょうど学部発足一〇年にあたり、ここでなんとか一冊の本にまとめられたことは、一つの節目になったような気がしています。次の一〇年への励みにしたいと考えています。

しかし、書き終えてみるともう少し深く書いた方が良かったかな、別のテーマも取り上げたかったな等々、反省ばかりです。でも丸善出版事業部の小林秀一郎さんには、予定より半年待っていただき、これ以上待ってもらうわけにはいきません。ここで読者のみなさまのご批判を仰ぎたいと思います。

学生さんの健康科学のレポートを読むと、自宅に帰ってから、講義で話したことがご両親との話題になることがあるようです。うれしい限りです。この本を読まれた方が、自分の健康について考えるきっかけになれば幸いです。

一人の読者として通読し、いろいろな点を指摘し、また校正を手伝って下さった秘書の中瀬美栄さんに深謝します。また毎年多くの学生さんが講義を聞きにきてくれました。そのおかげで、このような本をまとめる機会が与えられたものと思っています。学生さんに感謝します。

参考図書

岡本祐三『高齢者医療と福祉』岩波新書、一九九六
黒木登志夫編『細胞増殖とがん』岩波講座 現代医学の基礎10、一九九九
厚生の指標『国民衛生の動向 二〇〇二』
井村裕夫編『わかりやすい内科学 第2版』文光堂、二〇〇二
香川靖雄『科学が証明する朝食のすすめ』女子栄養大学出版部、二〇〇〇
大国真彦編『子どもの食生活処方箋』南江堂、一九九一
日本肥満学会編『肥満・肥満症の指導マニュアル 第2版』医歯薬出版、二〇〇一
『ヒトがサルと別れた日』生命 40億年はるかな旅5、NHK出版、一九九七
河合雅雄『サルからヒトへの物語』小学館ライブラリー、一九九六
豊川裕之『現代の食生活』新医学体系11A、中山書店、一九八四
国立健康・栄養研究所監修『食生活指針』第一出版、二〇〇二
大屋喜重『健康食品ここが危険信号』小学館文庫、二〇〇二
森本兼曩『ストレス危機の予防医学』NHKブックス、一九九七
日本化学会編『ストレスを科学する』大日本図書、一九九二

健康科学
知っておきたい予防医学　〈京大人気講義シリーズ〉

平成15年8月30日発　　行
平成22年6月25日第8刷発行

著作者　津　田　謹　輔

発行者　小　城　武　彦

発行所　丸善株式会社
出版事業部
〒140-0002　東京都品川区東品川四丁目13番14号
編集：電話(03)6367-6040／FAX(03)6367-6156
営業：電話(03)6367-6038／FAX(03)6367-6158
http://pub.maruzen.co.jp/

組版印刷・日経印刷株式会社／製本・株式会社 松岳社

ISBN 978-4-621-07176-2 C1347　Printed in Japan